JN485783

요가의 이해

공저 : 송영주, 배진아

선문대학교출판부

머리말

현대사회가 변해 가고 있는 속도는 날이 갈수록 빠르게 흘러가고 있습니다. 미처 그 변화를 인식하고 받아들이기도 전에 그 흐름에 어쩔 수 없이 몸이 따라가야 하는 상황에서 현대인들의 몸과 마음은 지치게 되고 스트레스는 날로 쌓여지게 됩니다.

오염된 환경에서 자란 오염된 음식물을 먹고 제대로된 충분한 휴식을 취하지도 못한 채 계속해서 쌓여가는 업무와 스트레스, 음주 등 많은 오염물질들에 현대사회는 노출되어 있습니다. 따라서 최근 현대사회의 특성에 맞게 심신 수양법으로 요가를 시작하는 사람들이 점점 늘어나고 있습니다.

요가를 수련하는 사람들이 늘어나면서 요가에 대한 인식도 차츰 변해가고 있습니다. 불과 몇 년 전만 해도 요가는 과도한 스트레칭과 몸동작을 취하는 것, 여자들만이 하는 운동이라고 인식되어져 있었습니다. 하지만 최근 요가가 사회적인 관심을 받게 되면서 올바른 삶과 건강한 정신, 육체 수양법으로 차츰 그 인식이 바뀌어 가고 있는 추세입니다.

바르지 못한 자세나 생활습관, 정신적 스트레스 등으로 우리의 몸은 관절이나 척추 등의 변형을 가져오며 이로 인한 통증과 질병을 동반하게 됩니다.

현재 우리나라에서는 초등학고, 중학교, 고등학교, 대학 교과 과정에 요가과목을 지정하고 운영하는 곳이 늘어나고 있습니다. 이는 정신집중과 체력 향상에 요가가 탁월한 효과가 있다는 것이 인식되어지고 있고 또한 병원이나 한의원에서도 재활 치료로서 요가가 권유되어 지고 있습니다.

이렇듯 요가는 다양한 동작을 통해 신체의 고른 균형을 맞춰주며 자신을 어지럽히게 하는 마음작용을 줄일 수 있도록 마음을 조절하는 방법, 생명과 연결되어 있는 올바른 호흡법 등을 통해 올바른 삶과 건강을 지키는 방법을 제시하고 있습니다.

따라서 본 교재는 전통 요가의 본질을 토대로 현대 사회에서 알맞는 요가의 수련법을 익힐 수 있도록 내용을 담았습니다.

몸에 있어 육체적, 정신적, 영혼을 다루는 하타 요가가 무엇인지를 이해하며 몸의 불균형에서 찾아오는 질병을 해소하기 위한 체계적인 아사나 수련법을 담았습니다.

요가는 만병통치약은 아닙니다. 하지만 요가수련을 통해 자신을 알아가고 몸과 마음의 평화를 찾을 수 있는 길을 안내해 줍니다. 꾸준히 요가 수련을 하게 되면 우리의 삶에 있어 정신적, 육체적으로 다가오는 질병에서부터 자유로워질 것이며 진정한 평화를 찾을 수 있을 것입니다.

끝으로 사진 모델이 되어준 김미선 학생과 사진 작업에 애써주신 강준용 선생님, 김은영 선생님께 깊이 감사드리며 본서가 빠른 시일 내에 편찬될 수 있도록 도와주신 선문대학교 출판부에게도 감사의 말씀 전합니다.

2010년 12월

저자 송영주

배진아

목 차

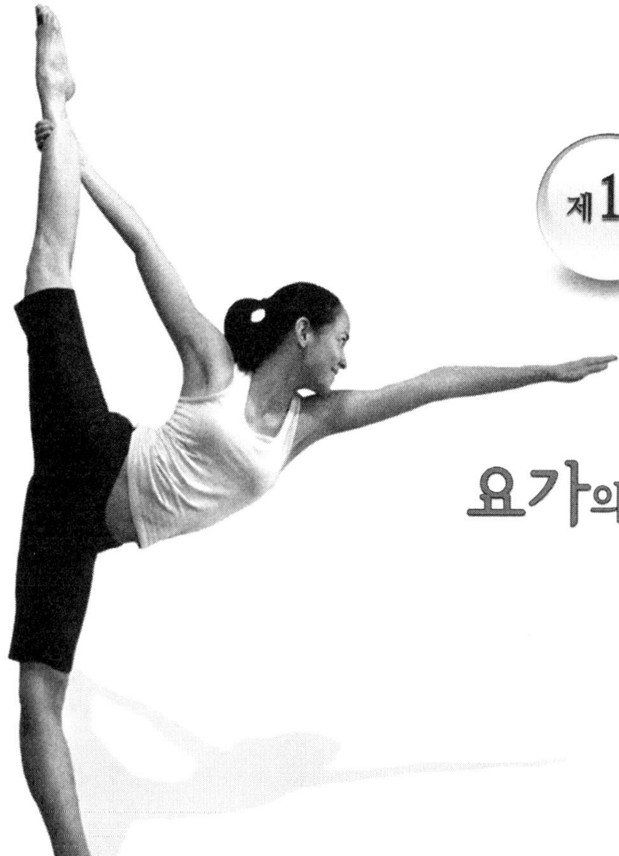

제1장

요가의 개요

1. 요가의 기원

요가 수행의 최초의 고고학적 유물은 B.C 3,000년 경에 발달한 인더스 문명에서 기원을 찾을 수 있다. 이 문명의 유물 가운데 요가식 좌법을 하고 있는 신상이 그것이다. 그 신상은 요가인들이 주신으로 받드는 쉬바 신으로 추측하고 있다. 지금으로부터 약 5,000년 전 인더스문명의 모헨조다로와 하랍파(1926년 영국의 존 마샬경 외 다수가 발굴)가 요가의 시작이 되는 것이다.

문헌에 요가가 등장하는 것은 기원전 1,500년경에 성립된 베다 경전의 기록에서부터이다. 일반적으로 베다 시대라고 하면 아리안족이 인도에 들어온 기원전 1,500년에서 시작해서 우파니샤드시대 전까지를 말하는데 아리안 족은 주로 마법술, 약초, 점성학 등에 근거한 신비주의적 성향이 강하였고 반면 원주민들은 고도의 형이상학적 전통을 지니면서 요가 명상 수행법이 주를 이루었다. 그러다 베다 시대 때는 아리안족들에 의해 동화되고 혹은 혼용되어지기 시작했다. 그러다 베다의 제식주의적 형식의 소행과 생활철학으로 바꾸는 실천적 방식으로서 요가심신 수련법이 우파니샤드에 반영되게 되었다.

2. 요가의 역사

요가는 오래전부터 인간의 삶을 발전시키기 위한 수단으로써 명상을 통하여 깨달음을 얻은 성자들에 의하여 전해져 내려 왔다.

지금으로부터 BC 5,000년 전에 인더스 문명에서 요가를 실행하는 고고학 자료들이 발굴되었으며 BC 3,000년 이전에 형성된 인도의 베다경전과 마하바라타와 라마야느 경전에도 요가에 대해서 언급되었다.

요가의 창시자 파탄잘리는 <요가 수트라>에서 요가는 여러 단계로 나누어 설명하고 있다.

요가는 외부적이며 거칠은 몸의 수준에서부터 부드럽고 섬세한 내면의 마음과

의식의 세계까지 연결되어 있다. 요가는 다섯 가지 구성으로 몸을 이루고 있다고 설명한다.

그 첫 번째는 아나마야 코사로 육체층을, 두 번째는 프라나마야 코샤로 호흡층, 세 번째 마노마야 코샤는 마음, 네 번째 비즈나나먀야는 이지와 에고의 층이며 다섯 번째는 아난다 마야 코사로 영적인 희열의 층이다. 우리는 요가와 명상을 통해 모든 층을 거쳐 깊은 의식으로 몰입해 들어간다. 요가의 생리학에서는 에너지 흐름인 쿤달리니와 에너지망인 나디가 프라나의 흐름을 통해서 발전되고 상승되어 에너지와 힘을 얻어 건강을 되찾는다. 요가는 육체의 근육과 뼈와 신경 뿐만 아니라 정신적인 측면도 발전시켜 준다. 요가의 몸은 거친 수준의 몸과 섬세한 수준의 몸과 깊이 몰입된 수준의 몸이 있다. 요가는 모든 수준의 몸과 마음의 상태에 전부 효과를 주는 것이다.

3. 요가란 무엇인가

Yoga는 산스크리어트어 ‘Yuj(유즈)’의 어근으로 ‘결합하다’ '붙이다‘ ’이어 붙이다‘ 등의 뜻을 가지고 있다.

Yuj의 결합의 의미는 마음과 육체의 결합, 인간과 자연의 조화, 인간과 영원한 진리와의 만남을 통해 진리의 깨달음을 뜻한다. 진리의 깨달음은 의식이 확장되어야지만 이루어 질 수 있다. 따라서 요가는 의식이 확장되는 방법을 일깨워준다. 간디가 해석한 기타(Gita)의 서문에서는 요가의 전제가 되는 지성, 마음, 감성, 의지를 단련시키는 것이며 인생을 여러 각도에서 평등하게 바라볼 줄 아는 안정된 정신의 상태를 의미한다고 서술하고 있다. 그것은 스스로 자기 자신을 알고 영원한 진리를 아는 것이다.

요가는 신체를 연구하고 마음을 연구한다. 또한 자유를 획득하는 과정인 지성을 연구한다. 요가는 하나의 철학이며 인생의 법칙이고 그 삶 가운데의 기능과 기술로써 과학과의 만남이다.

요가는 수련자의 생각을 드높이고 당면한 인생의 어려운 상황을 극복할 수 있는 힘을 주며 마음을 평화롭게 한다

Yoga is...Art

요가는 몸과 마음을 다루는 과학이다. 마음의 혼란은 신체를 다스림으로써 조절된다. 요가의 과학은 체계적인 방법과 훈련으로 심신의 조화를 얻을 수 있다.

Yoga is...Science

요가는 물질적 세계와 정신적 세계, 진리의 탐구, 그 존재의 성질을 깊이 연구하여 그 결과로 얻어낸 하나의 철학이다.

Yoga is...Philosophy

일상에서의 삶과 요가적인 삶은 분리되어 진 것이 아니라 하나로 스며들 때 마음 깊은 곳에서 평온해지며 행복을 느끼게 된다.

Yoga is...Life

4. 현대 요가의 흐름

요가는 오랜 세월과 기간을 거치면서 마음수양 뿐 아니라 운동과 호흡의 중요성을 인지하게 되면서 좀 더 넓은 의미로 발전하게 되었다. 현대에 이르러 많은 대중들이 요가를 접하게 되었고 요가의 효과를 체험하게 됨으로써 점차적으로 요가가 대중화 되어갔다. 그리하여 빠르게 흘러가는 현대사회의 일상생활 속에서 많은 사람들이 스트레스를 겪게 되고 이로 인하여 많은 질병들이 생겨나게 되자 요가의 육체 단련법과 호흡 수련법을 통해 마음을 다스리고 육체적 건강 뿐 만 아니라 정신적 건강 또한 중요시 여기게 되었다. 하지만 최근 들어 요가가 미용이나 다이어트에 집중 되어 지고 지나친 유연성만을 강조하면서 참선이

나 명상의 의미를 져버린 채 진정한 요가의 의미가 퇴색되어 안타까운 경향도 보게 된다.

고대 요가가 현대사회로 접어들수록 조금씩 그 행법은 변화하고 있지만, 요가를 함으로써 느낄 수 있는 몸의 균형과 심신의 안정, 몸과 마음의 일치 등 요가의 본질적 의미와 효과는 거의 같다고 볼 수 있다.

요가는 현대인의 건강한 몸과 마음을 위해 필요하며 나아가 가치 있고 질적삶을 높이기 위해서도 꼭 필요하다고 할 수 있다.

고대 인도전통요가와 현대요가의 기본적인 의미와 방법을 알고, 자기 자신에게 더욱 더 효과적인 요가의 방법을 찾아 꾸준히 실천함으로써 심신의 안정과 몸의 균형을 되찾을 수 있도록 한다.

제2장

요가의 종류

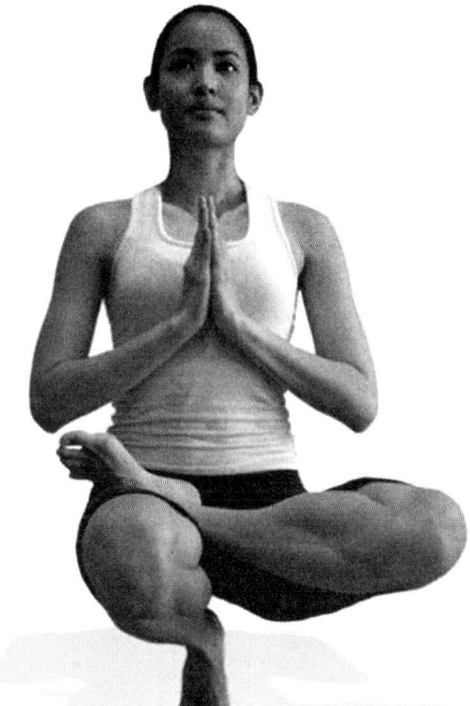

● Yoga의 종류

요가는 철학적 사색, 윤리적 실천, 종교적 헌신에 따라 분류한다.
궁극적으로는 **'참된 나'**를 찾아 깨달음의 길을 가는 것은 같지만 그 방법에 따라 여러 갈래로 차이가 있다.

마음(라자 요가)이 있어야 알고(즈나나 요가), 알아야 몸을 움직이고(카르마 요가), 행동할 수 있다(하타 요가). 그리고 완성된 몸을 신에게 바친다(박티 요가)

까르마 요가 Karma Yoga (행동의 요가)

일상적인 삶에서 자신의 행동에 대해 자각하며 깨어 있는 것이며 자신의 행위(karma)와 그 행위의 영향에 대해 자각하는 요가이다.
조화를 유지하기 위해 삶에서 일어나는 긍정적 혹은 부정적인 자극과 집착에서 벗어나 자유로와지는 방편을 강조한다.

박티 요가 Bhakti Yoga (종교적 요가)

박티(bhakti)는 사랑, 헌신의 의미를 가지고 있다. 따라서 박티 요가는 종교적인 요가로 신에 대한 헌신, 숭배, 사랑, 경배를 강조하는 신앙적인 요가이다.
내면의 자기(순수한 존재)를 발견하기 위하여 순수한 감정이나 정서에 에너지를 맞추는 방법이다. 박티요가의 핵심은 신을 믿고 의지하며 생명까지도 바칠 수 있는 신앙을 가짐으로써 해탈할 수 있다는 종교적인 것이다.

즈나나 요가 Jnana Yoga (지혜와 지식의 요가)

지식, 통찰, 지혜의 요가로 진정한 자아에 대한 자각을 강조하는 철학적 요가이다.
인간의 고통은 무지와 무명으로부터 생겨나는 것이기 때문에 '바로 앎'으로써 괴로움에서 벗어나 깨달음에 도달하는 것을 강조하는 요가이다.

라자 요가 Raja Yoga (명상 요가)

라자 요가는 문자 그대로 하면 '왕의 요가'라는 의미를 가지고 있다. 따라서 가장 중요한 요가 또는 요가의 핵심적인 수행법을 의미한다. 2-5세기 경에 성립된 힌두 경전의 '파탄잘리 요가 수트라'(Yoga Sutras of Patanjali)에 이 요가 사상의 핵심이 설명되어 지고 있다. 라자 요가는 명상요가라 하며 '마음을 집중하여 자기 마음의 가장 깊숙한 곳에 자리 잡은 내부세계를 발견하는 것'이 목표이다.

하타 요가 Hatha Yoga (생리적 요가)

하타(hatha)의 하(ha)는 태양을, 타(tha)는 달을 의미한다. 즉 음과 양의 균형과 조화를 이루는 하타 요가는 음양요가, 생리적 요가의 의미를 가지고 있다. 육체의 잠재적 능력을 개발하는데 중점을 둔 요가이다. 결국 라자 요가로 가는 준비 단계로 보기도 하는데 요가의 깊은 상태를 체험하기 위해선 육체가 어느정도 수준에 이르지 않으면 안되기 때문에 먼저 육체를 알고 편안하고 안정된 건강한 상태로 만들어 가고자 하는 것이다.
하타 요가는 인간의 본성의 생명력을 회복하고 몸과 마음을 정화하기 위한 요가로써 동작과 호흡법을 중심으로 정화법 등의 방법이 있다.

- Asana 자세, 동작
- Kriya 정화법
- Pranayama 호흡법
- Bandha / Mudra
  에너지의 잠금과 각성(awakening), 표시(sign), 태도(에너지에 의해 저절로 나타나는 몸짓)
- Meditation 명상

만트라 요가 Mantra Yoga (소리 요가)

만트라는 '주문' 이라는 의미를 가지고 있다. 우주는 끊임없이 진동하며 소리도 진동의 일종이다. 특히 반복적인 소리는 우리의 의식에 영향을 미친다. 현대에 와서 만트라 요가는 소리의 힘을 이용한 음악치료, 소리명상 등으로 활용되고 있다.

제3장

요가의 8단계

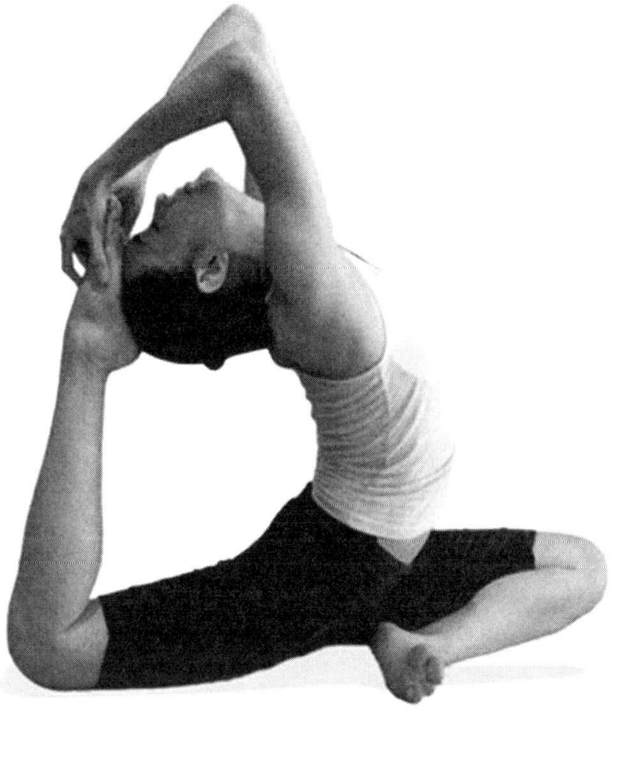

Yoga의 8단계 (Astanga Yoga 8단계)

요가 수련자가 나아가야 할 요가의 8단계 수칙이다.

1. 야마 Yama / 수행자가 하지 않아야 할 행동, 보편적 도덕적 계율

1) Ahimsa 비폭력
2) Satya 진실
3) Asteya 탐욕
4) Brahmacharya 순결
5) Aparigraha 절제

2. 니야마 Niyama / 수행자가 지켜야 할 계율, 자기 정화

1) Saucha 청결
2) Santosa 만족
3) Tapas 검소와 봉사
4) svadhayaya 자아의 연구
5) Isvara prnidhana 본선에의 귀의

3. 아사나 Asana / 육체의 수련, 자세 행법

요가 자세의 수련으로 육체의 균형 있는 조화

4. 프라나야마 Pranayama / 호흡법

prana(숨, 호흡, 생명, 활기, 에너지)의 조절과 통제

5. 프라티하라 Prathyahara / 감각의 절제

다섯 가지 감각의 통제를 위한 훈련

6. 다라나 Dharana / 집중

육체는 아사나에 의해 단련되어지고 마음을 프라나야마로 조절되며 모든 감각 기능은 프라티아하라에 의해 통제될 때 다라나에 이르게 됨
마음을 억제하는 것을 배우는 단계

7. 디야나 Dhyana / 명상

집중의 흐름이 방해받지 않을 때 일어나는 상태

8. 사마디 Samadhi / 초의식, 해탈의 상태

외적 추구로부터 시작하여 내적 추구과정을 거쳐 가장 깊숙한 추구로 종결되는 것

제4장

하타 요가의 요소

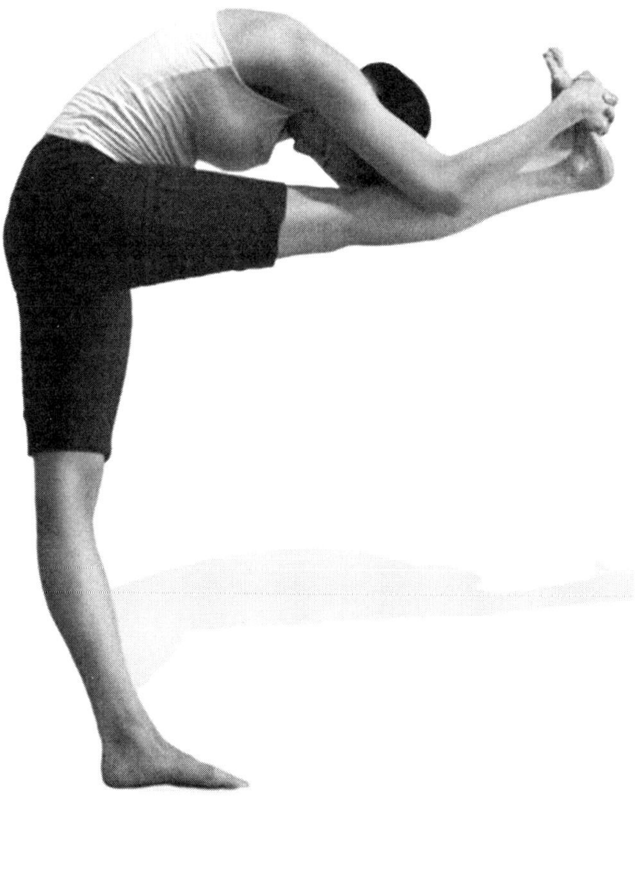

하타 요가(HATAH YOGA)는 해(HA)와 달(THA)의 의미를 뜻하며 우리 몸의 음과 양의 균형과 조화를 이루고자 하는 요가이다.

육체적, 생리적 측면을 체계적이며 과학적으로 다루며 나아가 정신적 측면의 조화로운 균형 발달을 이루고자 한다. 올바른 자세와 올바른 호흡 수련을 통해 자신을 바라볼 줄 아는 관찰 능력과 감각의 통제, 조절능력을 키워 나아가 자아 실현 형성을 돕고자 한다.

하타 요가의 생리적 효과

- 균형 있는 골격 형성이 되게 바로잡아 주며 근육을 고르게 발달 시켜준다.
- 인대의 탄력성 증가로 관절의 운동 범위를 넓혀 주어 정상 기능을 할 수 있도록 해준다.
- 균형 감각과 집중력을 향상시키며 신체 조절능력, 근력, 유연성, 근지구력을 발달시킨다.
- 뇌파를 안정시켜 혈압 조절을 도와준다.
- 체내의 노폐물 제거와 독소를 배출시키며 소화 기능을 활성화 한다.
- 내장기능을 강화한다.
- 세포의 재생능력을 키워주며 면역력을 증가시켜준다.

하타 요가의 심리적 효과

- 스트레스에 대한 대처 능력을 키워주어 정신적인 건강을 도모한다.
- 불안감을 해소하고 긍정적인 사고를 길러 주어 심신의 안정을 돕는다.
- 뇌를 정화시키고 기를 맑게 하고 긍정적인 사고를 갖도록 해준다.
- 교감신경과 부교감신경을 활성화 시킨다.
- 자신을 통제하고 조절할 수 있는 감정 조절능력이 생긴다.
- 심신의 조화로운 발달과 자아 형성에 도움을 준다.

Ⅰ. Pranayama 호흡법

프라나(Prana)는 모든 생명체에서 찾아볼 수 있으며 음식, 물, 공기, 태양 등을 통해 생기는 생명력 있는 에너지, 혹은 삶의 힘을 뜻한다. 즉 숨, 호흡, 생명, 에너지와 힘을 의미한다.

호흡은 이 프라나를 몸 속에 받아 들여 운용하는 것이며 산소를 혈액으로 보내어 뇌에 공급하므로써 생명 에너지인 프라나를 통제하고 마음을 통제하는 것이다. 사람의 경우 프라나가 가장 먼저 드러나는 부분은 호흡이다.

프라나야마는 호흡을 통제하고 조절하는 과학이며 몸과 마음의 건강을 유지하게 하는 훈련법이다.

호흡이 잘못되면 신경조직에 산소가 부족하여 만병의 근원이 된다. 짧고 얕은 호흡은 소화기능을 저하시켜 체내 이산화탄소를 유발시키고 이는 혈액을 산독화시키는 주 원인이 된다. 따라서 산소가 부족하면 체질은 산성화가 된다.

이와 같이 호흡은 우리 인체기관에 많은 영향을 끼치고 있지만 정작 호흡의 중요성에 대한 이해는 부족하다. 우리는 흥분하거나 또는 가슴이 답답하거나 긴장될 때 무의식적으로 깊은 숨을 여러 차례 마시는 습관이 있다.

산소의 깊은 흡입은 뇌신경을 안정시키고 교감신경을 누그려 뜨려 신경조절을 정상화시키기 때문인데 교감신경이 지나치게 민감하면 쉽게 흥분하고 매사에 침착성이 부족해지고 혈관의 수축으로 인한 고혈압 증상을 보이게 된다. 교감신경이 부교감신경보다 발달한 것은 체내의 산소부족 때문이다.

정확한 호흡을 수행하기 위해선 입을 통한 호흡이 아니라 코를 통하여 호흡하는 것이며 들숨과 날숨을 완전하게 하여 폐의 기능을 충분히 살려 완전호흡을 하게 하는 것이다.

호흡법의 단련을 통해 숨이 깊고 길고 섬세하고 부드럽게 유지되고 있다면 뇌는 고요함과 안정감을 찾게 된다. 이러한 호흡법을 통해 자신을 관찰하게 되고 통제할 수 있는 집중력을 가지게 된다. 따라서 호흡에 따른 감정의 통제(Prathyahara)와 주의 집중(dharana) 나아가서는 명상(dhyana)에까지 이끌어 나갈 수 있게 되는 것이다.

호흡법의 효과

호흡수행을 꾸준히 하면 신체가 정화되고 에너지를 활성화하며 호흡기관을 깨끗이 하여 체내순환을 촉진시킨다.

내부 장기를 맛사지하여 각 신체 내부 기능을 강화시키고 신경계를 이완시켜 감정조절과 함께 신체 불균형을 해소할 수 있다.

◔ **쁘라카 (Puraka)** = 들숨 (숨을 가득 채움)
호흡의 형태로 원초적 에너지를 받아들이는 행위

◔ **레챠카 (Rechaka)** = 날숨 (폐를 비움)
모든 사고와 감정이 호흡과 함께 비워지게 된다.

◔ **쿰바카 (Kumbhaka)** = 들숨, 날숨이 없는 지식(숨 멈춤) 상태
들숨의 에너지를 음미하기 위하여 호흡을 정지하는 것

"호흡이 고르지 못하면 마음이 안정되지 않고 호흡이 안정되면 마음도 안정된다."

– 하타요가 프라디피카 –

1. 호흡의 해부학적 구조

호흡(respiration)이란 생명체가 산소를 흡입하고 이산화탄소를 배출시키는 전 과정을 말한다.

호흡을 할 때는 구강 또는 비강을 통해 공기 중 산소가 들어오고 기도를 타고 내려가 좌, 우의 폐에 채워준다. 숨을 내쉴 때는 풍선의 바람이 빠지듯 폐가 오그라들며 폐에서 이산화탄소가 거꾸로 기도를 타고 올라가 입 또는 콧구멍을 통

해 빠져나간다.

숨은 폐로 쉬게 된다. 폐를 둘러싼 근육의 수축과 이완을 통해 폐가 움직이게 되고 호흡을 할 수 있게 된다. 이 근육들 중 호흡에 가장 큰 영향을 미치는 것이 횡격막과 늑간근이다.

▸횡격막 – 흉강(심장, 폐가 위치하는 가슴위쪽의 부위)과 복강(위, 간, 대장, 소장 등의 장기가 위치하는 부위)을 나누는 역할

▸늑간근 – 폐와 심장을 보호하는 늑골 사이사이에 위치한 근육

● 호흡의 구조

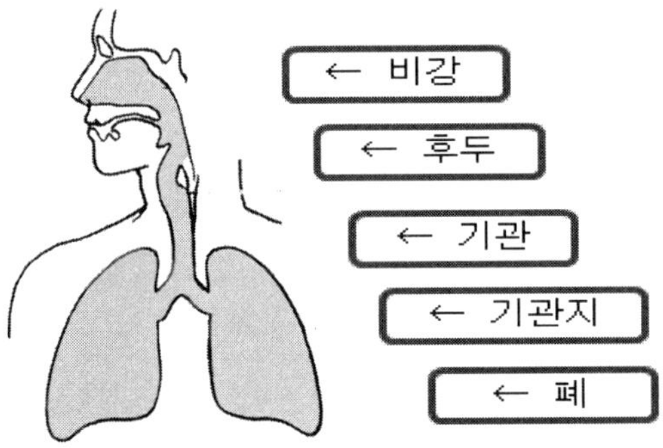

– 기도 : 공기를 전달하는 통로이면서 공기의 온도, 습도를 조절하는 기능이 있다.

– 흉곽 : 12쌍의 늑골이 뒤쪽에서는 흉추에 연결되어져 있고 앞쪽에서는 흉골과 쇄골로 연결되어진다. 늑골사이에는 안쪽, 바깥쪽 늑골 사이근으로 차여져 있고 흉곽의 밑면에는 신체에서 가장 큰 근육인 횡격막(diaphragm)으로 폐쇄되어져 있다.

– 폐 : 오른쪽 3개, 왼쪽 2개의 엽(lobe)으로 나뉘어져 있으며 좌, 우폐 사이에는 심장, 식도, 대정맥동 등을 중앙에 두고 있는 종격이라는 공간이 있으며 장측 늑막과 벽측 늑막의 두 겹으로 둘러싸여 있다.

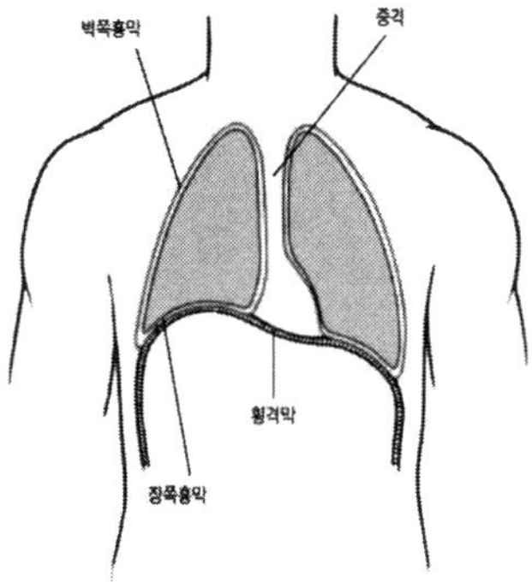

〈 폐, 횡격막, 흉막의 위치 〉

● 호흡기계의 근육

- 흡식 운동(inspiratory movement) : 호흡근의 수축에 의한 능동적 운동
  횡격막 (diaphragm)
  바깥 늑골사이근 (external intercostal muscle)
- 호식운동(expiratory movement) : 수축했던 근육들이 단순히 이완할 때의 수동적 운동
  속 늑골사이근 (internal intercostal muscle)
  배 곧은근 (rectus abdominis)

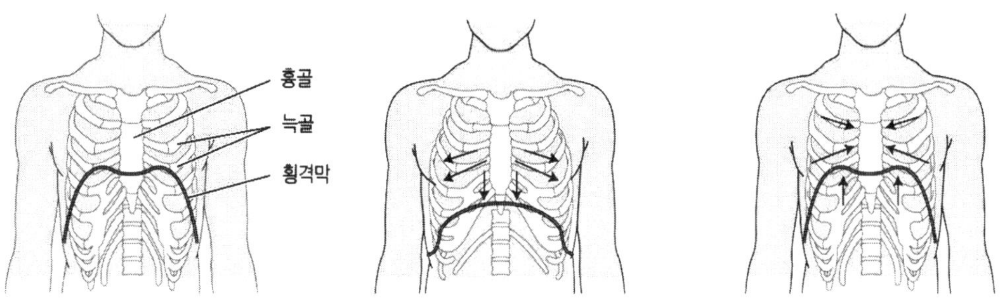

〈 흡기와 호기 과정 〉

2. 호흡법의 종류

① 복식호흡 Abdominal(Diaphragmatic) Breathing

'횡격막 호흡'이라고도 하며 폐 벽의 하부인 횡격막의 수축과 확장을 위와 아래로 하는 방식의 호흡법이다. 횡격막은 복강과 흉강을 구분 짓는 돔 모양의 근육막이다.

숨을 마시는 동안 횡격막은 복부기관들을 아래와 바깥쪽으로 밀면서 아래로 내려간다. 숨을 내쉴 때 횡격막은 위로 올라가고 복부기관들은 안으로 움직인다. 이것을 정확하게 조절할 때 효율적인 호흡방식이 된다.

횡격막의 올바른 운용은 폐포에 균등한 팽창이 일어나게 하고 폐에서의 림프액 분비를 개선시키고 바로 아래 있는 간과 위와 장 그리고 다른 기관들을 맛사지 하며 심장의 기능과 관상동맥의 혈액공급에 긍정적인 효과를 주고 혈액의 산소 운반과 순환을 원활하게 한다.

② 흉식호흡 Thoracic(Intercostal) Breathing

늑간근(늑골과 늑골을 서로 연결하는 근육)이 작용하여 흉곽을 확장하고 수축시키면서 하는 호흡 운동이다. 호흡 시 어깨가 고정되어 있어야 하며 늑골의 확장과 수축에 의하여 흡기와 호기 운동이 반복되는 호흡법이다. 흉곽을 위쪽으로 올려 흉곽에 붙어 있는 흉근의 도움을 받아 폐를 확장, 수축하면서 하는 호흡이다.

③ 바스트리카 Bhastrika

바스트리카는 '풀무'를 뜻하며 연속되는 펌프질을 하듯 하는 강한 호흡법이다. 호흡기의 근육을 사용하며 펌프질을 하듯 빠르게 폐의 운동을 돕는다. 신경계통을 정화시켜 마음을 맑게 하고 집중력을 키워주는 호흡법이다. 마시고 내쉬는 숨의 비율이 같으며 코를 통하여 숨이 들고 나가는 소리가 경쾌해야 한다.

④ 카팔라바티 Kapalabhati

Kapala = 두개골, Bhati = 빛

'정뇌 호흡'이라고도 하며 뇌를 정화하는 호흡법이다.

두개골을 정화하는 정뇌 호흡법. 복부수축을 순간적으로 강하게 하며 숨을 급격하게 내쉰다. 이 호흡은 코로 하는 호흡이며 마실 때는 급격하게 배를 불리고 내쉴 때는 보다 빠르고 급격하게 배를 수축하며 고루 내쉬는 방법이다.

이 호흡법은 폐의 나쁜 공기를 배출시키고 산소를 가득 차게 하여 호흡기를 깨끗하게 해준다. 빠르고 강한 호흡에 의한 자극은 보다 더 깊고 긴 호흡으로 유도될 수 있고 빠르게 뇌파가 자극되어지면 자극이 끝난 후 훨씬 편안하고 느린 뇌파로 안정되어진다.

⑤ 나디 쇼다나 Nadisodhana

Nadi = Prana (에너지, 기, 숨, 생명력)의 통로, Sodhana = 정화, 청소

나디(Nadi)의 통로를 정화 즉, 신경을 정화하는 호흡법이다. 이 호흡법은 좌, 우 콧구멍으로 들어오고 나가는 숨을 통제하여 자율신경계의 균형을 맞춰준다. 의식은 오로지 코로 들어오는 호흡의 흐름에 완전히 집중할 수 있어야 하며 뇌와 손가락이 호흡의 흐름에 따라 정확히 일치될 수 있도록 집중과 섬세함이 적용된다.

들숨, 멈춤, 날숨의 호흡비율은 2:8:4로 한다.

Anulomaviloma-Pranayama라고도 하며 요가 호흡 수련의 대표적인 호흡 정화법으로써 깊은 명상의 준비단계에서 실행하거나 명상과 더불어 행한다.

⑥ 웃자이 Ujjai

Jaya는 승리를 의미하며 'ud' = 소리를 내다는 뜻의 접두어다. 승리호흡이라고도 하며 기도로 흐르는 호흡소리를 내는 것이 특징이다. 성대문(glottis)를 가볍게 수축하여 공기가 부딪혀 나는 소리다. 소리의 음조가 일정해야 하며 목이나 입, 혀 등에 과도한 긴장이 없이 행해져야 한다.

프라나야마를 안정되게 할 수 있도록 하며 몸에 열을 내어 온몸에 따뜻한 기운을 준다. 신경계를 안정시키며 마음을 고요하게 해 준다.

⑦ 시탈리 Sitali

냉각 호흡법으로 번역되며 혀를 관처럼 둥글게 말아 빼내어 숨을 '쉬'소리 가나도록 깊게 빨아들인다. 혀를 안으로 밀어 넣고 코로 길게 숨을 내쉰다.

⑧ 시카리 Sitkari

윗니와 아랫니를 살짝 붙여둔 채 입을 열어 숨을 깊이 빨아들인다. 입을 닫고 코로 숨을 길게 내쉰다.

시카리와 시탈리 호흡법은 코로 하지 않고 유일하게 입으로 하는 특별한 호흡법이다.

⑨ 물챠 Mulcha

'완전 호흡'이라 하며 가슴을 최대한 확장시키는 호흡수행으로서 늑막과 횡격막의 범위를 가장 크게 한다. 깊은 호흡으로 기운이 막힘없이 흐르도록 하는 명상을 위한 준비단계로 마음을 가라앉히고 육체적 순환능력을 조절하게 한다.

⑩ 브라마리 Bhramarai

소리와 진동으로 외부의 상황에 의식을 뺏기지 않는 자기 집중력을 크게하는 방법이다. 벌의 날개짓 소리와 비슷하게 비강을 울려 소리를 내는 긴호흡과 내면의 울림을 통한 정화를 목표로 한다. 이러한 수련을 통해 목이 진동하여 깨끗이 정화된다. 길게 내쉬는 호흡의 수련은 출산 직전의 임산부들에게 효과적이다.

Ⅱ. Bandhas 반다

Bandha란 잡다(hold), 죄다(tighten), 잠그다(lock)의 의미이다.

반다는 정묘한 신체내부의 에너지 관문이다. 이것은 프라나(Prana)의 흐름을 조절한다. 이것은 순환기계 내의 판막과 비슷한 관점에서 생각할 수 있다. 심장이 박동하면 혈액은 동맥과 정맥을 통해 밀려간다. 판막은 혈액을 다시 심장으로 되돌아가게 한다. 이런 식으로 심장이 박동하면 혈액은 끊임없이 움직이게 된다. 반다는 프라나의 흐름을 이와 비슷한 방식으로 나디(nadi)라고 불리는 정묘한 에너지 통로 내에서 조절한다. 반다가 적용되면 에너지는 이 관문들을 통해 퍼져나간다. 그러면 이 에너지는 전체 신경계의 균형을 맞추어 나간다.

1. 물라 반다 (Mula bandha)

Root Rock = 뿌리를 잠그는 것

골반의 기저부에 대한 무뎌진 감각과 잠재 의식화된 조절능력을 회복하는 과정이다. 물라 반다는 회음(perineal body)의 섬세한 수축이다. 이는 골반이 중립 위치에 있을 때 가능해진다.

남성에게 반다의 위치는 항문 앞과 생식기 뒤 사이의 회음근육(perineal muscle)이며 여성에게는 자궁경부(cervix)의 꼭대기 근처이다.

요가의 반다는 무의식화 되어있는 골반과 척추 심부의 근육을 일깨워 호흡과 자세를 조절하는 중심을 조화롭게 만드는 섬세한 기술이다.

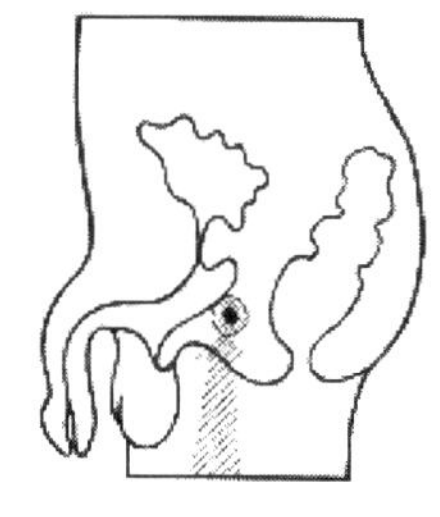

〈 남성의 위치 〉

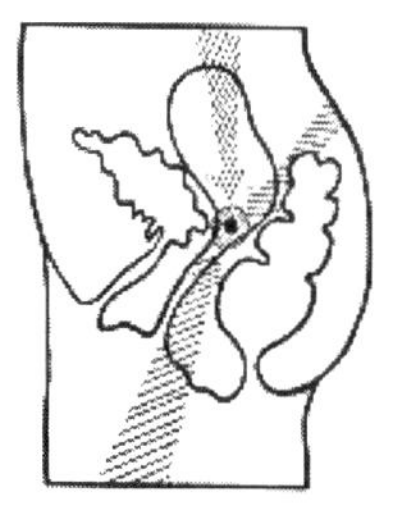

〈 여성의 위치 〉

2. 우디아나 반다 (Uddiyana bandha)

두 번째의 잠금이다. 우디아나 반다는 중간인 복강과 요추부위를 조절하는 장치이다. 완전하게 호기하고 하복부를 안쪽과 위쪽으로 잡아당기는 동시에 횡격막을 들어 올릴 때 완전하게 표현된다.

우디아나 반다는 복부와 허리의 균형을 일깨워주어 척주의 중립을 세워준다. 복부는 4개의 근육층이 있다. 바깥쪽부터 안쪽으로 복직근(rectus abdominis), 외복사근(external oblique), 내복사근(internal oblique), 복횡근(transversus)이 있다. 복직근의 구축은 허리를 구부리게 하고 외복사근과 내복사근은 몸통의 비틀기(twist)와 기울기(side bending)에 관여한다. 복횡근은 복부의 내용물들을 척추 쪽으로 끌어당기는 역할을 하는데 우디아나 반다에 쓰여 지는 근육이 복부의 가장 안쪽에 위치한 복횡근이다.

우디아나 반다는 복부를 척추 쪽으로 끌어당길 뿐 아니라 요추를 펴는 역할을 한다. 하지만 너무 강하면 흡기시 횡격막이 내려오지 못해 흉식 호흡만 일어나게 되고 너무 약하면 복부의 긴장감이 떨어져 아랫배가 앞으로 나오는 복식호흡만이 되어버리고 만다. 우디아나 반다는 골반과 척추의 균형, 물라 반다의 적절함에 비례해서 정묘하게 일어난다. 대장염, 위궤양, 십이지장궤양, 탈장, 복부 수술, 심한 고혈압환자나 심장질환 등 질병을 가진 사람은 피하는 것이 좋다.

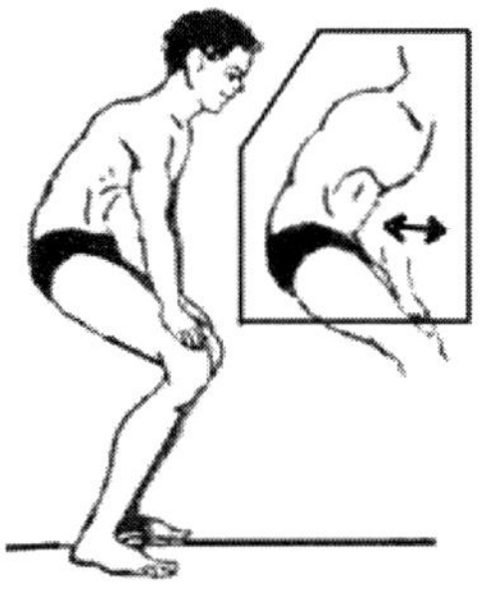

〈 우디아나 반다의 위치 〉

3. 잘라드라 반다 (Jalandhara bandha)

세 번째의 잠금이다. 잘란드라 반다는 '턱의 잠금'이며 에너지가 위로 뜨는 것을 방지한다. 할라 아사나나 어깨서기 자세와 같은 몇 몇 자세에서 자연스럽게 일어나지만 프라나야마(Pranayama)에서는 강력하게 적용된다. 잘란드라 반다의 자세는 턱을 앞으로 늘려서 쇄골이 만나서 만드는 홈을 향해 뒤로 끌어당긴다.

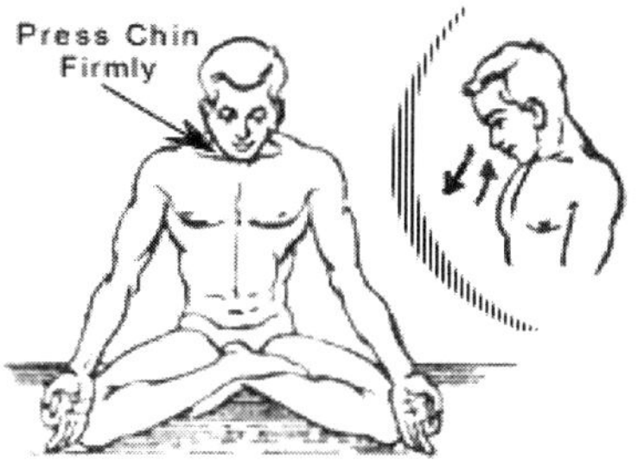

〈 잘란드라 반다의 위치 〉

이 세 가지 반다(Bandha)가 동시에 적용되면 마하반다(Mahabandha) 즉, 거대한 잠금이 된다.

Ⅲ. Asana (아사나), 육체의 수련

'Asana'란 동작, 체위법을 뜻한다.

아사나는 호흡, 동작, 집중의 삼위일체가 되는 심신단련법이다. 따라서 심리적 작용 과정과 생리적 작용과정 모두에 관여하기 때문에 단순한 육체 운동이라고 할 수 없다.

요가 아사나는 긴장된 부분을 제거하고 생기를 찾아주고 통증과 피로에서 자유롭게 해준다. 근육과 인대를 늘리고 관절은 부드럽게 이완시킨다. 아사나의 섬세한 동작과 깊은 호흡은 체내의 젖산 축적을 방지하며 근육에 충분한 산소를 공급해 준다. 근육의 이완과 수축은 조직과 기관의 순환을 원활하게 하며 정맥 순환을 촉진시킨다. 자연스러운 운동은 몸의 건강을 유지하고 균형 잡힌 근육으로 발달시킨다. 잘못된 자세는 척추 아래와 골반 등에 통증과 압박을 가하며 한쪽으로 치우친 자세 또한 몸의 한쪽만 발달시켜 몸의 구조를 망가뜨리고 척추에 이상이 올 수밖에 없다.

척추는 앞으로, 뒤로, 옆으로, 회전 그리고 여러 동작들을 연결해서 움직일 수 있다. 척추운동의 한계는 세 가지 요소에 의해 결정된다. 척추의 마디, 척추의 인대 길이, 그리고 상반되는 작용을 하는 근육의 조건이다.

건강한 아사나는 척추와 골반을 위한 운동이다.

인체의 기둥을 이루는 척추 전체를 자극해서 신경의 통제를 받는 각 기관의 활동을 임의로 조절할 수 있는 체위를 행하며 긴장과 이완의 리듬을 원리로 한다.

건강한 육체를 가지면 바르지 못한 자세에서 오던 여러 가지 병들을 치유할 수 있다.

1. 척추의 해부학적 구조

● 척추의 구조

척주부(vertebral column)는 7개의 경추(cervical vertebrae)와 12개의 흉추(thoracic vertebrae), 5개의 요추(lumbar vertebrae), 5개의 천추(sacral vertebrae), 4개의 미추(coccygeal vertebrae)로 성인의 경우에는 천추와 미추가 융합되어 각기 1개의 천골(sacrum)과 미골(coccyx)로 이루어진다.

각 추체의 사이에는 추간원판이 있고 추골에는 추공이 있어 상하로 연결하면 척주관이라고 하는 파이프로 형성된다. 이 속에 척수가 자리를 잡아 보호해 준다. 척주를 측면에서 보면 생리적 만곡이 형성되어 있어 바로 선다든지 다양한 움직임을 위한 필요한 만곡으로 되어 있다.

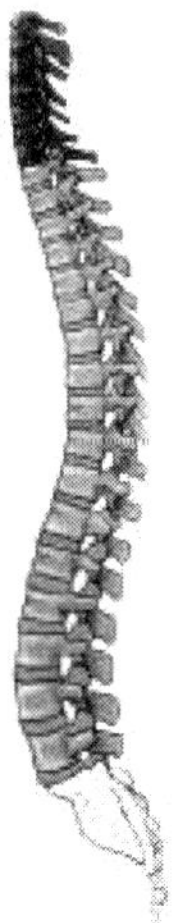

2. 골반의 해부학적 구조

● 골반의 구조

관골(hip bone)은 장골(ilium), 치골(pubis), 좌골(ischium)로 구별되나 출생 후 연골이 융합되어 하나의 뼈로 이루어진다. 골반은 장골과 치골이 수직평면상에 놓일 때 골반중립(neutral pelvis)이라고 한다. 골반이 앞으로 기울게 되면 골반의 전방굴곡(forward pelvic tilt), 뒤로 기울게 되면 골반의 후방굴곡(backward pelvic tilt)이라 한다.

골반은 방광, 난소, 자궁, 직장 등의 골반 내장을 감싸고 있다. 남성은 폭이 좁고 높이가 높은 것에 비해 여성은 넓적하고 폭도 넓다.

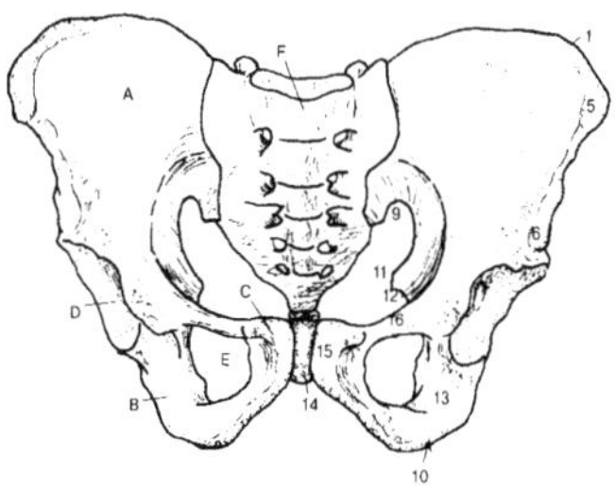

〈 골반 앞면 Anterior 〉

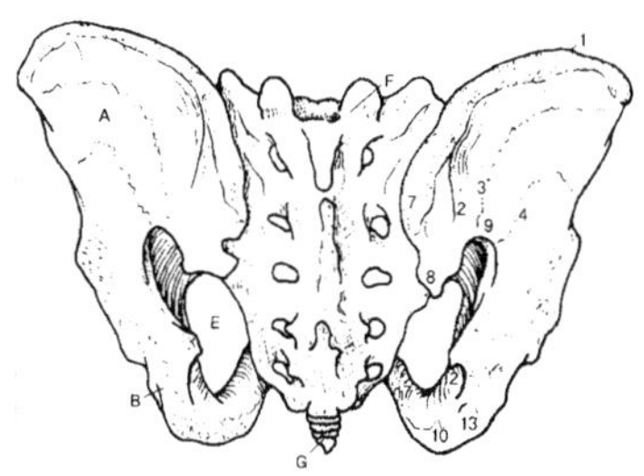

〈 골반 후면 Posterior 〉

3. 해부학적 움직임

1) 어깨 관절

굽힙 (flexion)

펼침 (Extension)

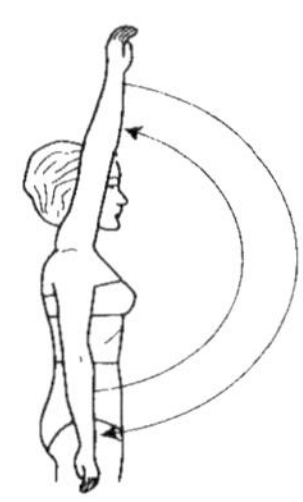

벌림 (abduction)

모음 (adduction)

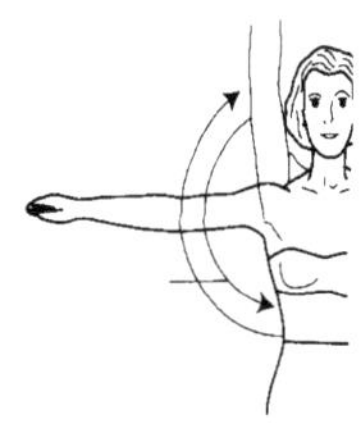

휘돌리기

(circumduction)

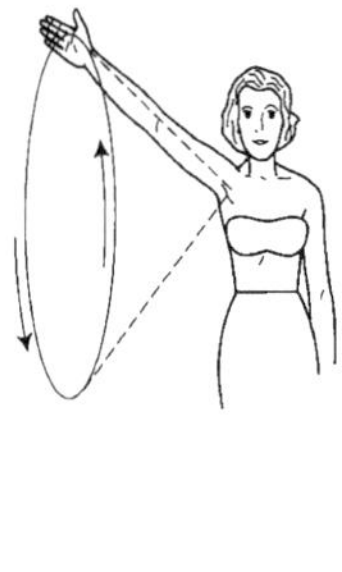

내회전

(internal rotation)

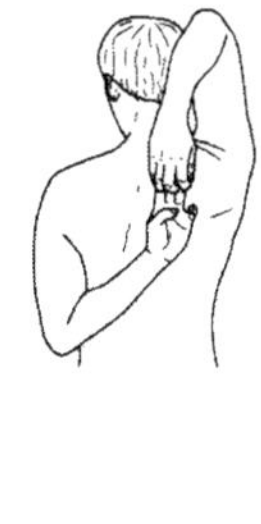

2) 고관절

굽힘 (flexion)

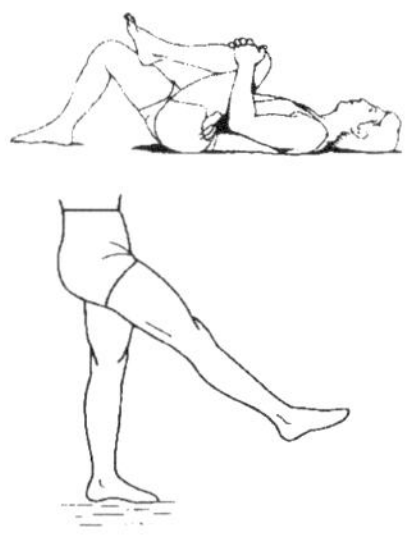

펼침 (Extension)

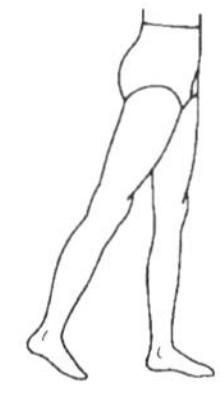

벌림 (abduction)

모음 (adduction)

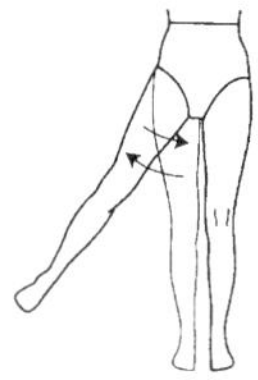

3) 목 관절

굽힘 (flextion)

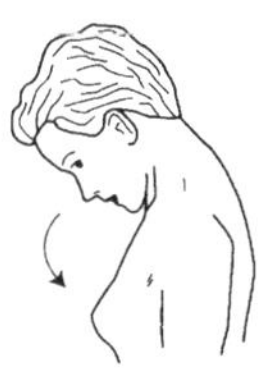

펼침 (extension)

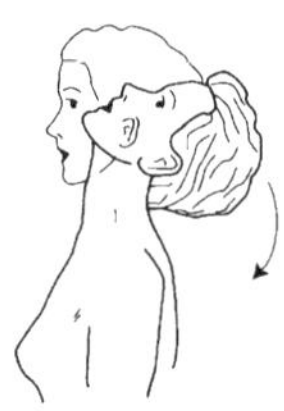

회전 (rotation)

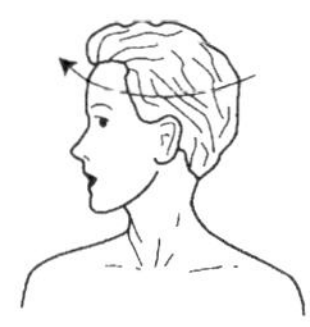

외측 굴곡

(lateral flexion)

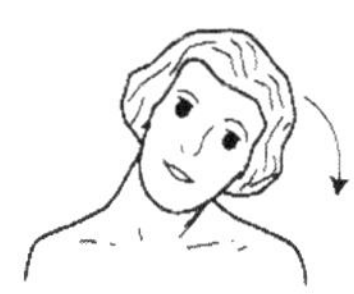

4) 허리

굽힙 (flextion)

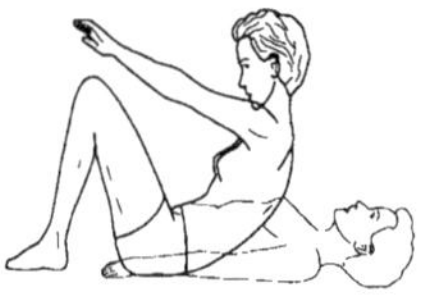

펼침 (extension)

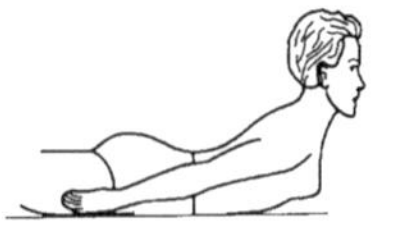

외측 굴곡

(lateral flexion)

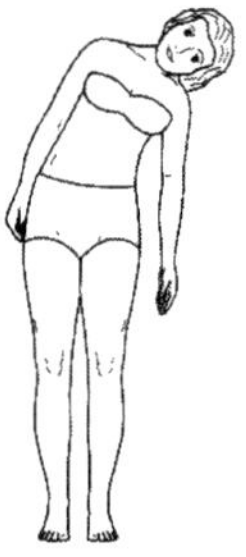

회전 (rotation)

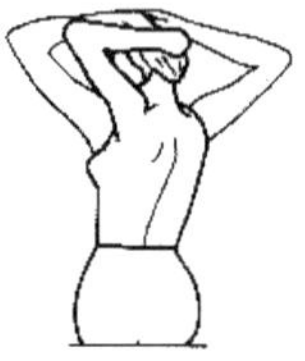

Ⅳ. Sat Karma 6가지 신체 정화법

Sat = 여섯, Karma = 행위, 행동의 어원으로 6가지 신체 정화법으로 이러한 행법을 Suddhi Kriya라고 한다.

Suddhi = cleansing 즉, 정화한다(clean)와 마사지(massage)한다는 의미를 가지고 있다.

크리야의 행법은 외부환경의 변화에 따라 매우 예민해진 감각과 계통(천식, 변비, 스트레스 등)을 정상적인 상태로 되돌리는 것이다.

1) Dhauti : **각종 정화**

- 내장기관 정화
- 치근, 설근, 귓구멍, 전두공동 정화
- 목구멍, 심장부위 정화
- 항문부위 정화

2) Basti or Vasti : **직장/ 결장 정화, 관장**

- 물에 의한 정화
- 마른 대장 정화

3) Neti : **비강의 정화**

- 잘라 네띠 - 물에 의한 정화
- 수뜨라 네띠 - 실을 이용한 정화

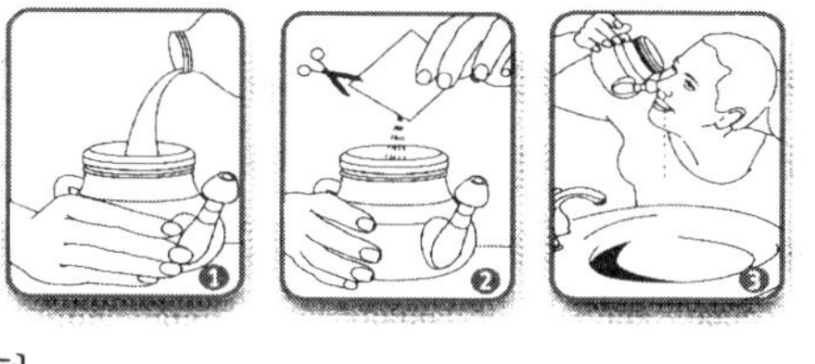

4) Nauli : **복부 요동에 의한 정화**

- 복직근을 만들어서 좌우로 맛사지 하여 복강 내 소장, 대장을 마사지하는 행법
- 소화계, 배설계 등을 다스리는 행법

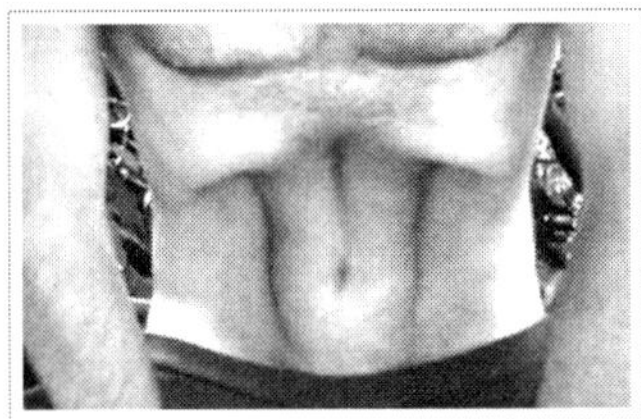

〈 나울리 Nauli 〉

5) Trataka : 눈의 정화

· Trataka는 '응시하는 것', '보는 것'이라는 뜻

· 하나의 대상에 눈을 깜박이지 않고 바라보는 행법

· 눈을 강화하고 마음을 정화하여 집중력과 기억력에 도움을 줌

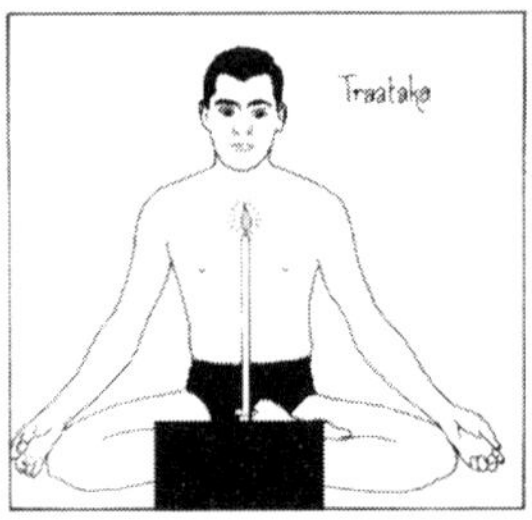

〈 뜨라따까 Trataka 〉

6) Kapalabhati : 두개골의 정화

· 뇌 기능을 강화하며 세포를 활성화하는 뇌 정화 행법

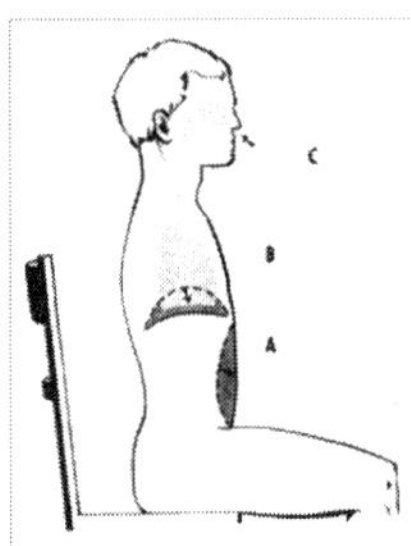

〈 카팔라바티 Kapalabhati 〉

제5장

요가 동작

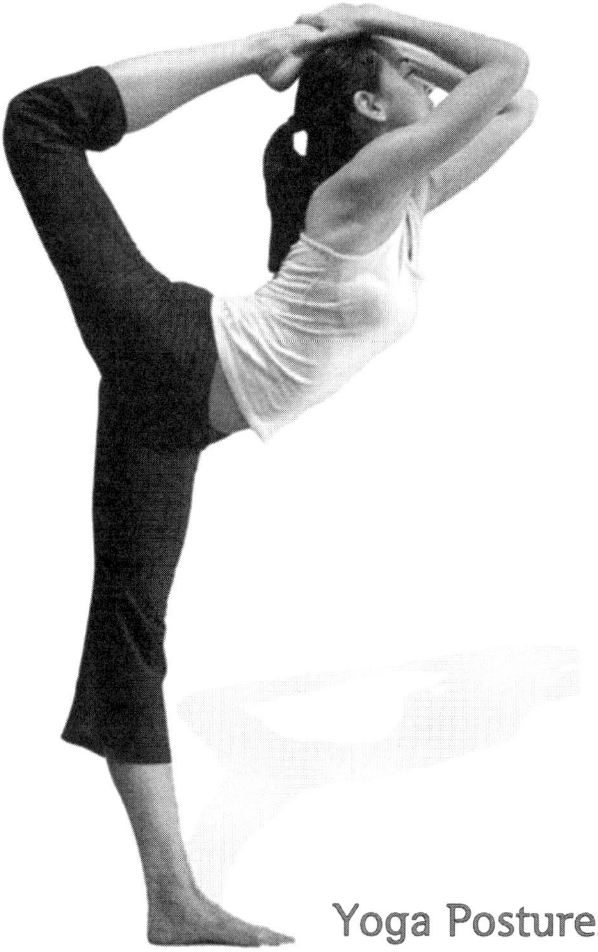

Yoga Postures

● Yoga Postures

인체는 중심으로 갈수록 운동신경이 무디어지고 말초로 갈수록 섬세해진다. 예를 들어 팔과 다리, 손가락이나 발가락이 복부나 허리, 골반을 움직이는 것보다 훨씬 쉽게 움직일 수 있다. 그렇기 때문에 몸의 기능을 정상적으로 회복하고 자세의 움직임을 자연스럽게 바른 정열을 위해 서고, 앉는 자세, 눕고, 엎드리는 자세를 통하여 신체를 단련한다.

인체의 중심인 척추와 골반을 중심으로 근육들을 조정해야한다. 하지만 대부분의 사람들은 오랜 기간 잘못된 습관으로 굳어져 있는 근육들을 바로잡고 의식적으로 조절하기란 쉽지 않다. 따라서 요가의 아사나들은 팔과 다리의 말초의 근육들과의 협동작용을 통해서 조금씩 인체의 심부의 골반과 척추의 Core를 강하면서도 유연하게 만들어 균형을 터득하도록 한다.

아사나는 각각 독특한 모양을 가지고 있으며 올바른 수련을 위한 각각의 포즈를 통하여 근육과 관절, 골격과의 조절을 이루게 되며 활기와, 에너지, 집중력, 정신적 안정 등 다양한 효과를 얻을 수 있다.

"아사나는 우리를 건강하게 하며 몸을 가볍고 부드럽게 만들어 질병으로부터 자유롭게 한다."

- 하타요가 프라디피카 -

◔ 전굴 자세

앞으로 구부리는 자세는 복부장기를 압박하여 신경계를 자극한다. 맥박과 혈압을 떨어뜨리며 감각기관의 스트레스를 해소하고 편안한 상태를 만들어 준다. 앞으로 굽힐 때 우리 몸은 수평을 이루는 위치에 있게 되므로 심장은 중력과 반하여 혈액을 뿜어내야하는 긴장을 덜게 되고 온몸으로 가는 혈액 순환을 원활하게 해 준다. 척추와 나란한 근육과 추간관절, 인대를 강화 시킨다.

◔ 후굴 자세

척추의 유연성을 증가시키고 가슴을 열어주어 폐활량을 높여준다. 중추신경을 자극하여 스트레스에 견디는 능력을 길러주고 두통, 긴장, 신경쇠약을 완화하며 예방해 주는 효과가 있다. 몸 구석 구석을 자극하여 에너지를 공급하여 주므로써 에너지를 불어넣어 주며 우울증 해소에 좋다.

◔ 기울기 자세

우리 몸의 옆구리부분에는 면역 시스템의 중심이 되는 림프관이 자리하며 림프는 세포의 세정작용을 담당한다. 기울기 자세는 림프가 자극을 받아 활발한 활동을 하기 때문에 끊임없이 깨끗한 세포가 만들어지게 된다. 또한 늑골과 늑골 사이의 간격을 넓혀주어 늑골 안에 보호하고 있는 장기들의 활동을 원활하게 하는 데 탁월한 효과를 가진다.

◔ 비틀기 자세

비틀기 자세는 건강한 척추와 내면의 몸이 지니는 중요성을 가르쳐준다. 골반과 복부장기의 자극을 주어 혈액 공급을 충분히 해주며 횡격막이 유연해진다. 척추의 유연성 증가로 인해 척추 신경으로 들어가는 혈액 흐름을 개선시키며 에너지 수준이 높아진다.

◔ 균형 자세

불안정한 상황에서 내면이 중심을 찾아 안정감을 느낄 수 있게 해준다. 민첩성과 신체 조정 능력, 집중력 향상과 근육의 힘을 길러주며 몸에 대한 통제력을 얻을 수 있다.

◔ 역행 자세

뇌, 심장, 폐와 같이 생명을 유지하는 기관들에 대해 대량의 혈액공급을 해준다. 혈액, 림프의 흐름은 중력의 반대로 만들어 놓기 때문에 노폐물 제거, 면역력 강화, 대사 순환 원활, 하체 부기 감소 등의 효과를 얻을 수 있다.

◔ 골반 열기 자세

골반 열기자세는 고관절 내에 대퇴골이 더 깊이 있게 회전할 수 있도록 도와준다.

고관절의 움직임을 부드럽고 자연스럽게 해주며 골반이 경직되었던 육체의 긴장과 정신적 스트레스를 풀어준다. 골반, 허벅지를 열어주고 상체를 숙이면 내면이 더욱 깊고 숙연해진다.

◔ 이완과 마무리

내면 깊은 곳의 원기를 회복시켜주며 몸과 마음이 하나가 됨으로써 녹아 들어간다.

순환계를 활성화 시켜주고 마음의 산만, 스트레스를 가라앉히고 진정시켜 치유해주는 효과가 있다.

Memo

Standing Postures

서서하는 아사나

Supported on the soles of your feet

서서하는 자세는 체온을 상승시키고 활력과 에너지를 불어 넣어 몸과 마음을 가볍게 해 준다. 전신 순환과 호흡 상태를 개선시켜주고 다리와 허리, 복부에 힘이 길러지게 되고 특히 하체를 강화하고 자세의 안정감을 향상시켜준다. 균형감각을 위해 내면의 중심을 찾아 안정감을 느낄 수 있게 한다. 서서하는 자세는 올바른 운동의 원리를 익히게 하여 일상생활에서의 앉고 서고 걷는 올바른 방법에 대한 인식을 길러준다.

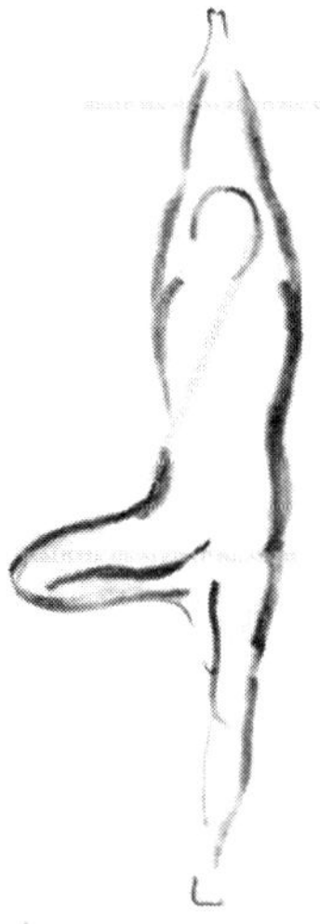

Tadasana Tada = 산, Asana = 자세

Mountain Pose
산 자세

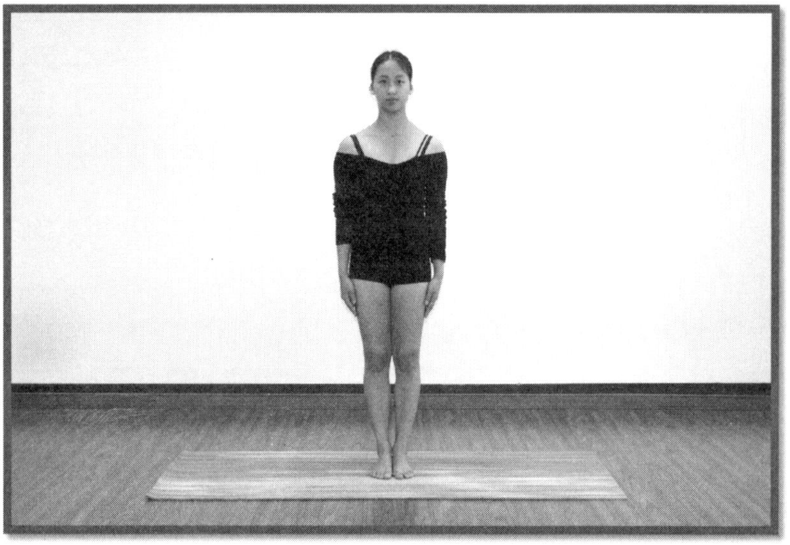

PRACTICE

1. 시선은 정면을 향하고 목과 어깨는 긴장을 완화하며 팔은 아래로 내려 손바닥을 양쪽 허벅지에 붙인다.
2. 발가락과 발뒤꿈치가 일직선이 되게 하여 엄지발가락과 발목 안쪽의 가운데 부분이 서로 맞닿게 모은다.
3. 척추는 길게 늘리고 꼬리뼈와 천골을 앞으로 당긴다. 복부는 안쪽으로 끌어당기고 엉덩이 근육은 수축한다.
4. 발바닥에 균등한 체중을 싣는다.
5. 고르게 호흡하며 흔들림 없이 유지하도록 한다.

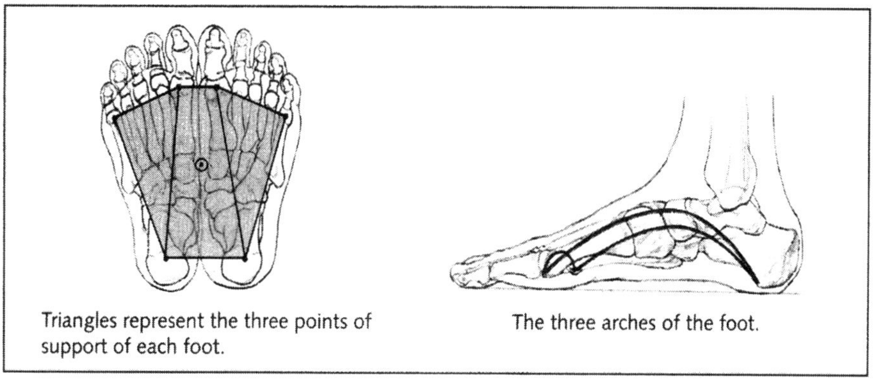

〈 족궁의 형성과 위치 〉

☺ 초보자를 위한 자세!!!

- 초보자나 고령자는 다리를 어깨 너비로 벌리고 서도록 한다.

Note

발바닥의 발부리 안팎 가장자리와 뒤꿈치의 안팎 가장자리인 네 지점으로 바닥을 균일하고 강하게 지지해 체중을 싣는다. 발바닥 아치는 당겨 올린다.

Benefits

신체 정렬을 위한 올바른 자세의 관찰력 향상, 균형 감각 향상

Padangusthasana Pada = 손, angusta = 엄지발가락

Big Toe Pose

엄지 발가락 잡고 상체 숙이기 자세

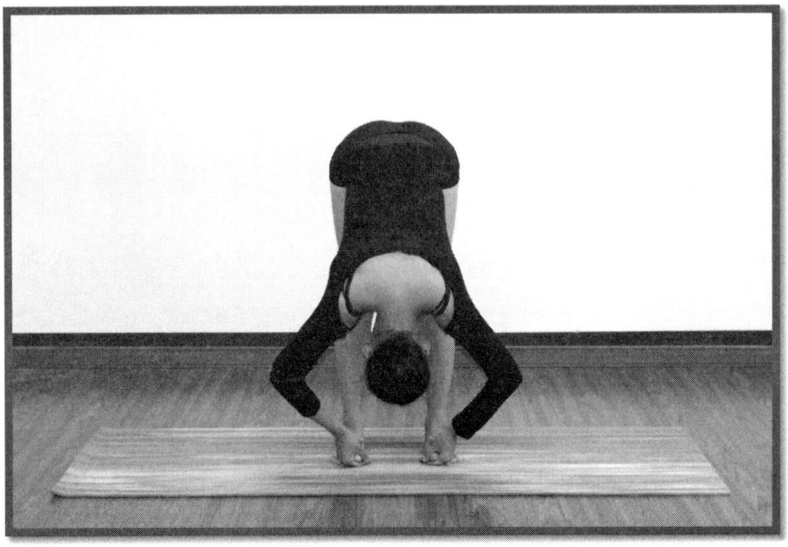

PRACTICE

1. 타다 아사나로 선 다음 숨을 내쉬면서 다리를 골반 너비로 벌린다.
2. 상체를 앞으로 서서히 숙이면서 둘째, 셋째 손가락으로 엄지발가락을 잡는다.
3. 숨을 들이마시면서 고개를 들어 시선은 정면은 보고 허리를 곧게 편다
4. 다시 숨을 내쉬면서 발가락을 살짝 당기면서 머리를 바닥으로 떨구어 등허리를 늘린다.

Note

- 동작을 유지 시 발목에 힘을 주고 체중을 발바닥 앞쪽에 신도록 한다.
- 엉덩이, 허리, 등, 머리 순으로 일렬로 정열되어 내려갈 수 있도록 한다.

- 팔꿈치와 어깨를 옆으로 넓게 벌려 어깨와 목에 긴장을 주지 않도록 한다.

☺ 초보자를 위한 자세!!!

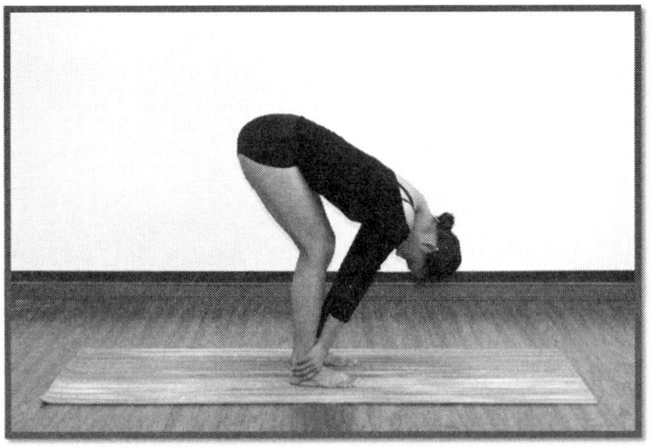

- 다리의 유연성이 떨어지거나 허리가 충분히 굽혀지지 않는다면 무릎을 구부려 발목을 잡는다.
- 허리 근육을 이완하는데 더 집중하도록 한다.
- 무릎을 구부리더라도 발바닥의 균형을 잘 맞추어 유지하도록 한다.

Benefits

스트레스 완화, 신장 기능 자극, 종아리와 대퇴근 스트레치, 허벅지 강화, 소화 증진, 생리통 완화, 두통과 불면증 경감

Limitations

허리나 목에 상해가 있는 사람은 피하도록 한다.

Utthita Trikonasana Uttita = 뻗은, Trikona = 삼각형

Extended Triangle Pose

삼각 자세

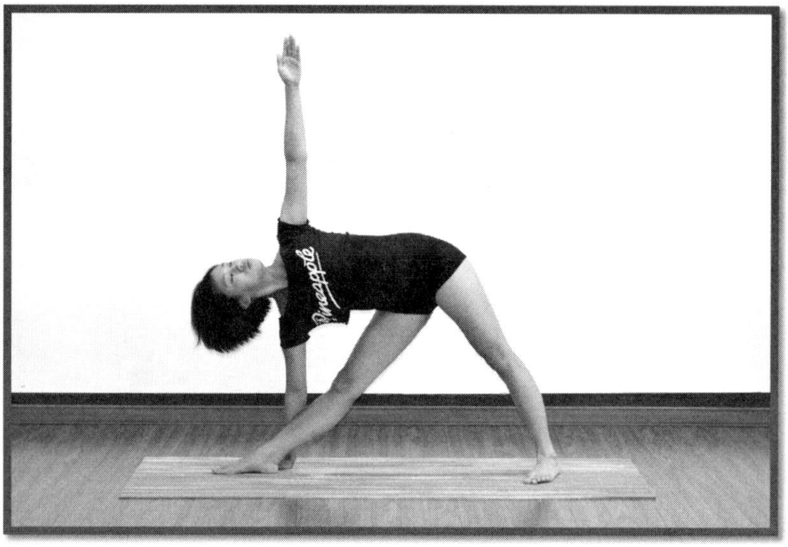

PRACTICE

1. 양 다리를 어깨너비의 2.5배 벌린다. 발을 앞으로 향하게 한 후 오른발은 90도, 왼발은 15도 회전한다.
2. 양팔을 옆으로 쭉 뻗는다.
3. 발목과 무릎을 단단히 고정한 후 숨을 내쉬면서 오른쪽 다리를 향해 몸을 기울인다.
4. 오른 손바닥을 바닥 또는 오른 다리를 잡고 왼팔을 위로 향해 뻗는다.
5. 엉덩이가 뒤로 빠지지 않게 하며 몸통은 정면을 향해 활짝 편다.

Note

- 양발의 뒷꿈치가 일직선상에 놓인 상태에서 자세를 취한다.
- 꼬리뼈에서 머리에 이르기까지 척추 뼈 하나하나를 쭉 뻗도록 한다.

☺ 초보자를 위한 자세!!!

1. 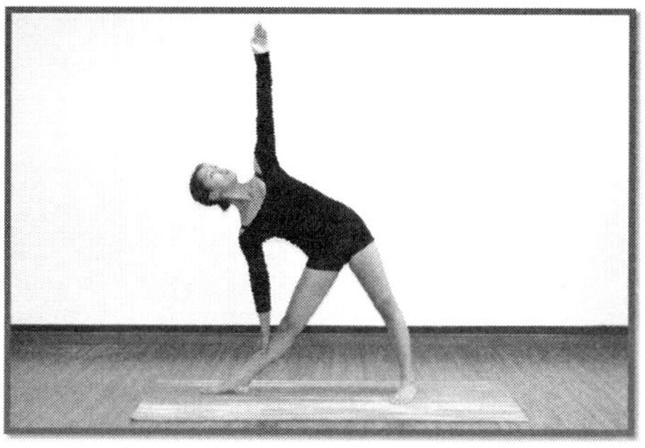
2. 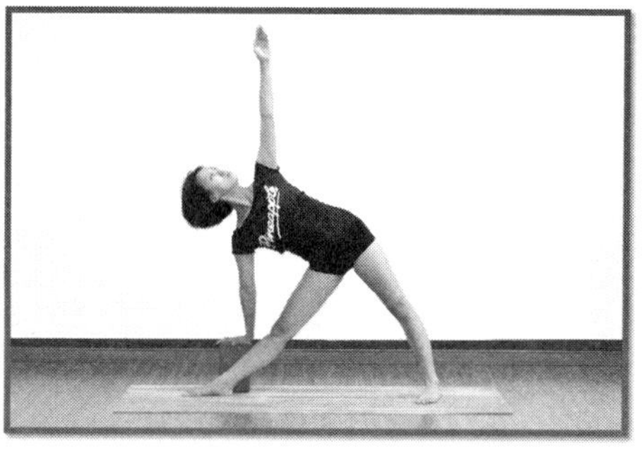

1. 기울인 쪽의 다리를 잡고 팔을 위로 뻗어 몸통을 편다.
   상체를 조금만 기울이더라도 **엉덩이가 뒤로 빠지지 않도록** 하며 **가슴을 연다.**
2. 새끼발가락 뒤쪽에 블록을 놓고 블록위에 손을 얹어놓는다.

Benefits

평발 예방, 종아리· 허벅지 근육 강화, 허리 강화, 허리 유연성 증가

Limitations

최근 복부 수술한 사람, 허리 디스크 환자나 좌골 신경통 환자는 이 자세를 피하는 것이 좋다.

Parivrtta Trikonasana Parivrtta = 회전시킨

Revolved Triangle Pose

회전 삼각 자세

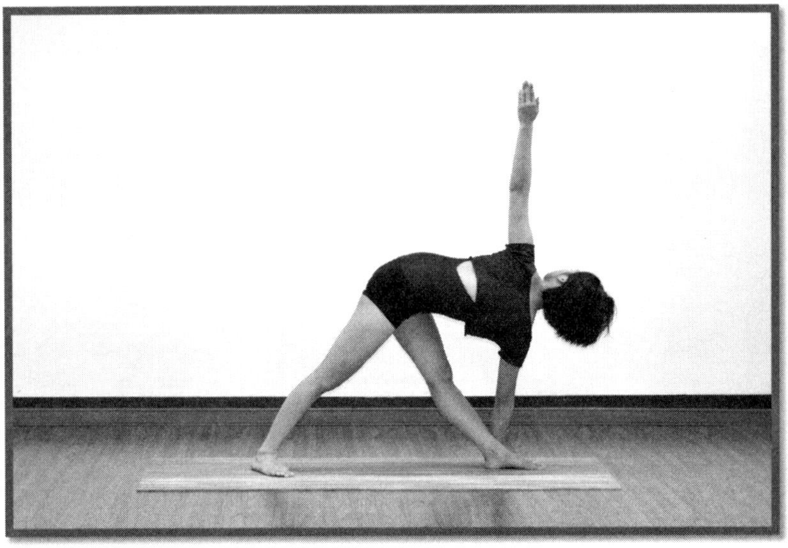

PRACTICE

1. 양 다리를 어깨너비의 2.5배 벌린다. 발을 앞으로 향하게 한 후 오른발은 90도, 왼발은 15도 회전한다.
2. 양 팔을 옆으로 뻗은 후 오른쪽으로 상체를 회전한다.
3. 숨을 내쉬면서 왼손을 오른발 바깥쪽 바닥에 놓고 오른손은 위로 쭉 뻗는다.
4. 왼손은 바닥을 밀면서 상체를 회전하며 중심을 잡고 유지한다.

Note

- 회전하는 쪽 다리의 무릎이 구부러지지 않도록 주의한다.
- 엉덩이와 골반의 위치는 고정시킨다.

– 척추가 바르게 펴지도록 한다.

☺ 초보자를 위한 자세!!!

1. 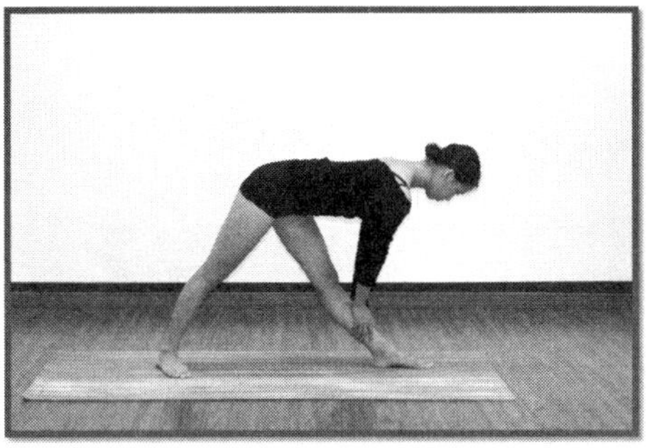

2. 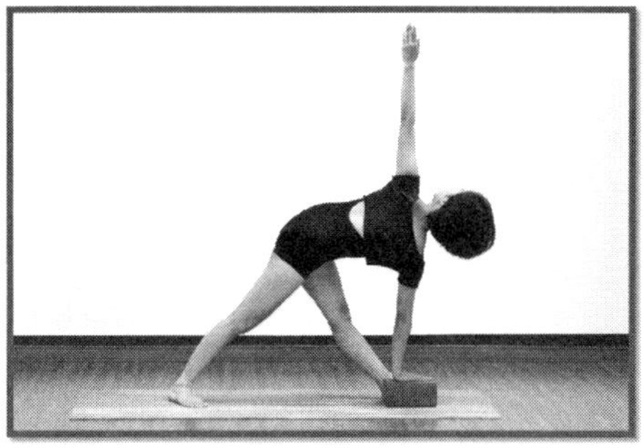

1. 상체를 틀어 양 손으로 다리를 잡는다. 골반이 틀어지지 않도록 하며 무릎을 펴고 등, 허리를 바닥에 수평이 되도록 유지한다.
2. 블록을 사용하여 얹은 손은 바닥 쪽으로 강하게 누르면 자세를 더욱 깊이 있게 들어갈 수 있다.

   상체가 조금만 기울이더라도 어깨와 가슴을 펴고 척추의 회전운동을 할 수 있도록 한다.

Benefits

척추의 회전능력 향상, 콩팥 기능 증가, 허벅지 근육 강화

Limitations

허리· 심장에 문제가 있는 사람, 심한 고혈압 환자는 이 자세를 피하는 것이 좋다.

Utthita Parsvakonasana

Parsva = 옆으로, Kona = 각도

Extended Side Angle Pose

상체 측면 기울기 자세

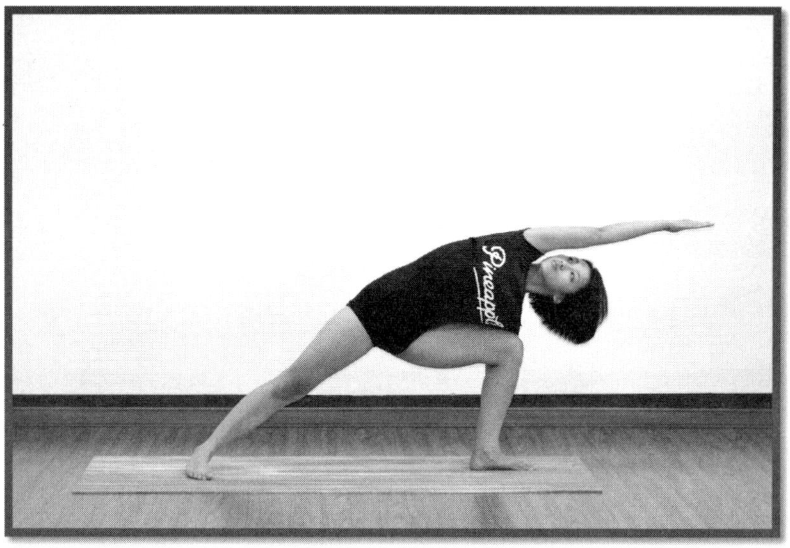

PRACTICE

1. 양 다리를 어깨너비의 2.5배 벌린다. 발을 앞으로 향하게 한 후 오른발은 90도, 왼발은 15도 회전한다.
2. 양 팔을 옆으로 쭉 뻗는다.
3. 숨을 마시면서 오른쪽 무릎을 90도로 구부린다.
4. 숨을 내쉬면서 오른손을 오른발 바깥쪽 바닥에 대고 왼손은 사선 위로 쭉 뻗는다.
5. 시선은 왼손바닥을 바라보며 유지한다.

Note

- 구부린 무릎은 직각을 이루며 다른 쪽의 무릎은 굽혀지지 않도록 한다.
- 천골과 흉추부분을 안으로 밀어 넣고 어깨는 뒤로 젖히고 견갑골을 안으로 넣는다.
- 위로 뻗은 팔은 바깥쪽에서 안쪽으로 돌린다. 귀를 향하게 하여 손바닥은 아래를 보게 한다.

☺ 초보자를 위한 자세!!!

1. 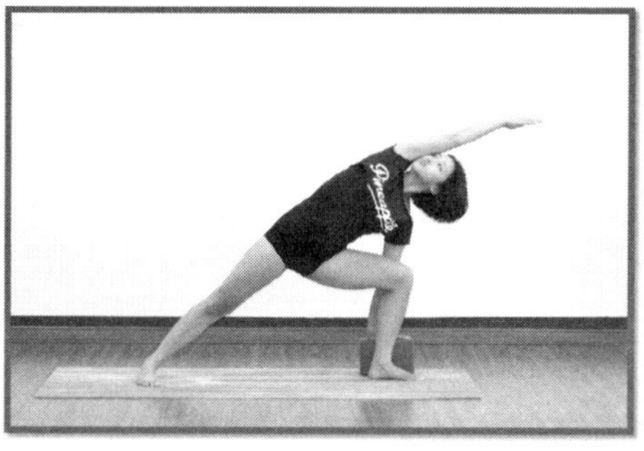

2. 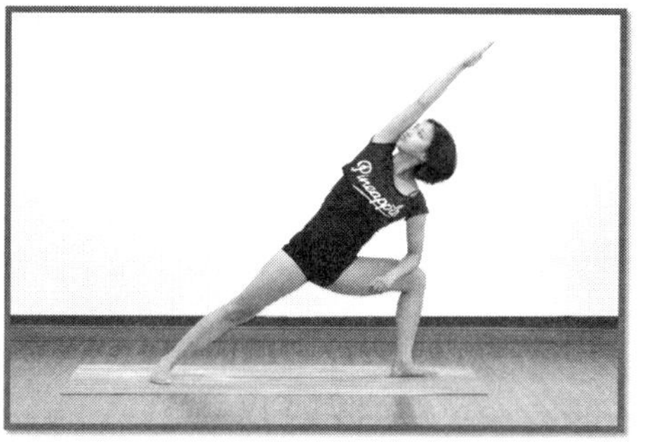

1. 개인의 상태에 따라 구부린 무릎의 각도는 조절하되 뻗은 다리의 발바닥을 밀착하여 기울인 팔과 함께 곧게 뻗는다.
2. 블록이 없을 경우 구부린 다리의 허벅지 위에 팔을 올려놓을 수 있다.

Benefits

흉곽 확장, 허벅지 강화, 허리 통증 예방, 장의 연동운동을 활발하게 한다.

Limitations

심장에 문제가 있는 사람은 처음 시작 시에는 피하는 것이 좋다.

Virabhadrasana Ⅰ Virabhadra = 인도 신화에 나오는 전사

Warrior Pose Ⅰ

전사 자세

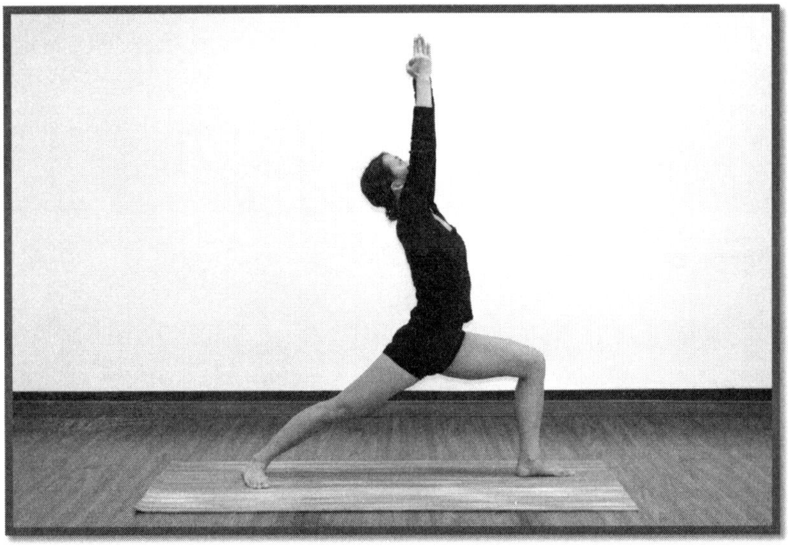

PRACTICE

1. 양 다리를 어깨너비의 2.5배 벌린다. 발을 앞으로 향하게 한 후 오른발은 90도, 왼발은 15도 회전한다.
2. 양손을 옆으로 뻗은 후 상체를 오른쪽으로 돌린다.
3. 오른쪽 무릎을 직각으로 구부리고 양팔은 머리 위로 뻗어 합장한다.
4. 시선은 손끝을 바라보며 왼다리의 무릎이 구부러지지 않도록 하며 유지 한다.

Note

- 왼발바닥이 바닥에 뜨지 않도록 하며 무릎을 쭉 펴고 허벅지 근육을 단단하게 조인다.

– 체중이 구부린 다리의 무릎에 실리지 않도록 하며 허리는 바닥에서 수직으로 세운다.

☺ 초보자를 위한 자세!!!

1. 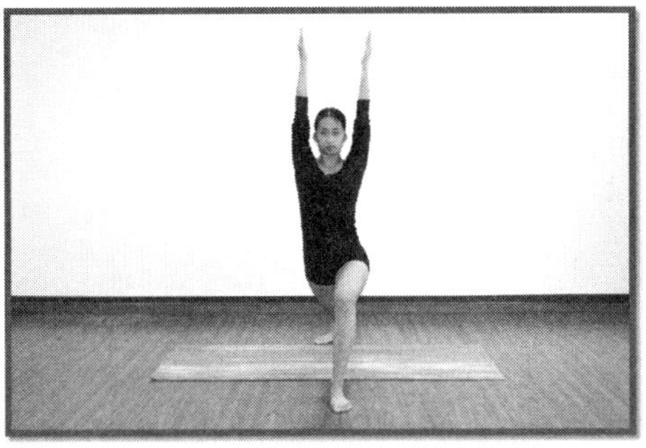

2. 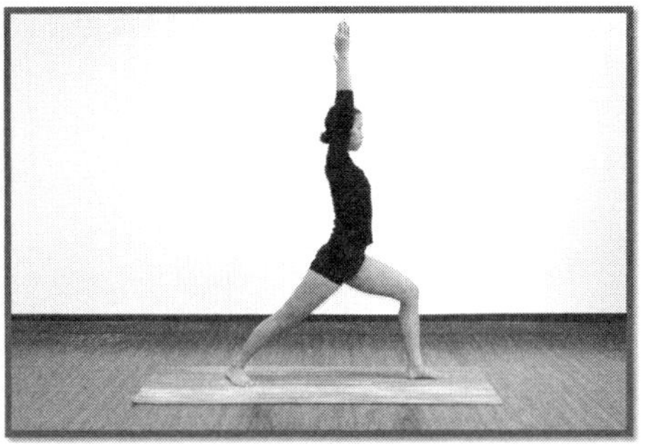

1. 목과 어깨가 불편하다면 시선은 정면을 보고 팔을 서로 떨어뜨려 나란히 올리도록 한다. 단 허리와 몸통을 바닥에서 수직이 되도록 일으켜 세운다.
2. 다리 폭을 줄여서 동작을 취하도록 한다.

Benefits

다리· 허리 근력 강화, 엉덩이 지방 제거

Limitations

고혈압, 심장에 문제가 있는 사람, 목에 문제가 있을 경우 고개를 위로 들지 않는다.

Virabhadrasana Ⅱ Virabhadra = 인도 신화에 나오는 전사

Warrior Pose Ⅱ

전사 자세

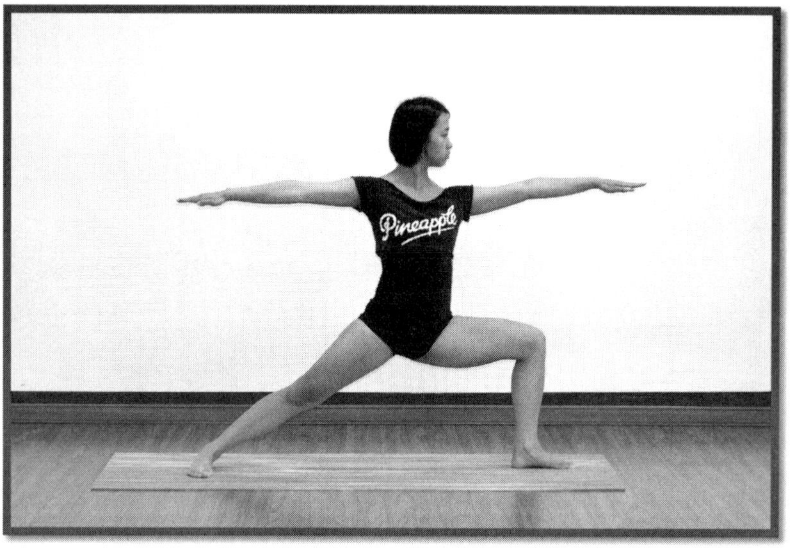

PRACTICE

1. 양 다리를 어깨너비의 2.5배 벌린다. 오른발은 90도, 왼발은 정면을 바라보게 한다.
2. 숨을 마시면서 양팔을 옆으로 쭉 뻗는다.
3. 숨을 내쉬면서 오른 무릎을 직각으로 구부리고 고개를 돌려 오른쪽 손끝을 바라본다.
4. 상체를 바닥에서 수직으로 허리를 곧게 세워야 하며 어깨 긴장을 주지 않으며 유지한다.

Note

- 발끝과 무릎, 손끝, 시선이 한 방향으로 정렬되어야 한다.
- 어깨는 긴장을 주지 않아야 하며 팔은 길게 쭉 늘인다.

☺ 초보자를 위한 자세!!!

1. 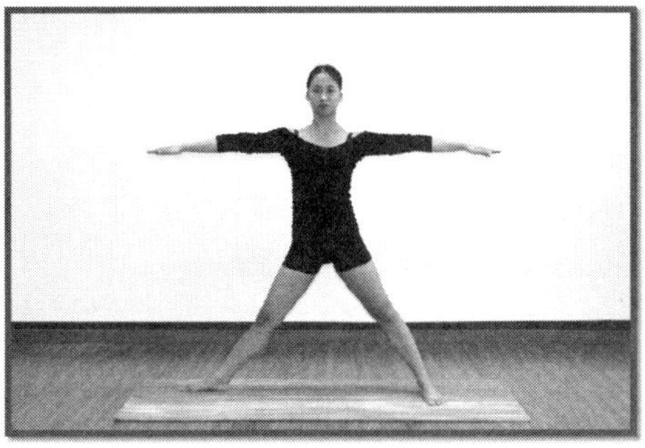

2. 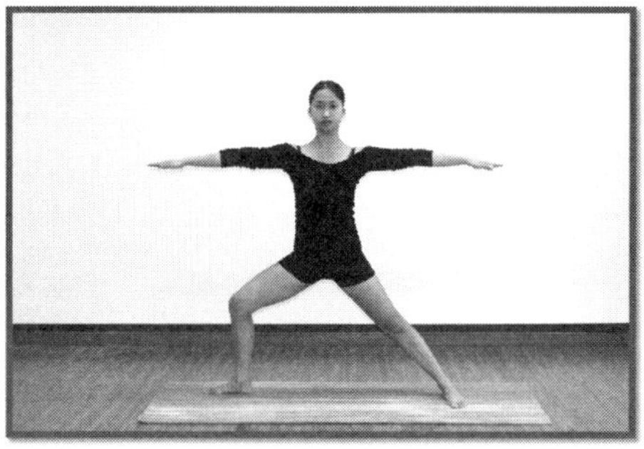

1. 오른발은 90도, 왼발은 정면을 바라본 후 양팔을 어깨높이로 올리고 어깨는 바닥쪽으로 낮춘다.
2. 초보자일 경우 무릎을 구부리는 각도는 조금만 구부린다.
   시선은 정면을 바라보며 양팔을 어깨와 수평이 되게 들어준다.

Benefits

고관절의 이완, 좌골 신경통 예방, 다리 근력 강화, 인내력과 심폐 능력 향상

Limitations

심한 고혈압 환자, 목에 문제가 있을 경우 목을 돌리지 않는다.

Virabhadrasana Ⅲ Virabhadra = 인도 신화에 나오는 전사

Warrior Pose Ⅲ

전사 자세

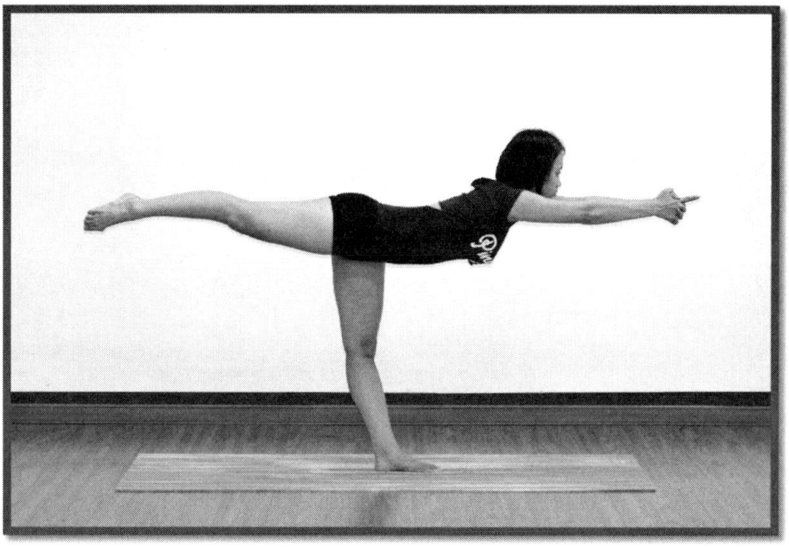

PRACTICE

1. 타다 아사나로 선다. 양팔을 위로 뻗어 두 번째 손가락만 펴고 깍지를 낀다.
2. 숨을 마시면서 오른발은 한 보폭 앞으로 내딛는다.
3. 숨을 내쉬면서 오른 무릎을 구부리면서 뒷다리를 천천히 들어올린다.
4. 상체는 앞으로 다리는 뒤로 뻗었을 때 오른다리는 쭉 뻗어야 하며 'T'자 형태를 이룬다.

Note

- 뒤로 들어 올린 다리의 골반이 틀어지지 않도록 한다. 즉 엉덩이 높이를 같게 한다.

- 시선은 손끝을 보며 척추를 바닥과 수평상태가 되게 한다.

☺ 초보자를 위한 자세!!!

- 양 손은 허리에 대고 다리를 높이 들지 않도록 한다.
- 올린 다리의 엉덩이와 골반이 틀어지지 않도록 유지한다.

Benefits

집중력과 균형감각 향상, 좌우, 전후의 균형과 근육의 조화로운 발달, 다리의 근력 강화

Limitations

심한 고혈압 환자는 피하도록 한다.

Prasarita Padottanasana

Prasarita = 확장된, Pada = 발, 다리, Uttan = 뻗은

Wide Legged Forward Bend Pose

서서 다리 벌려 상체 숙이기 자세 1

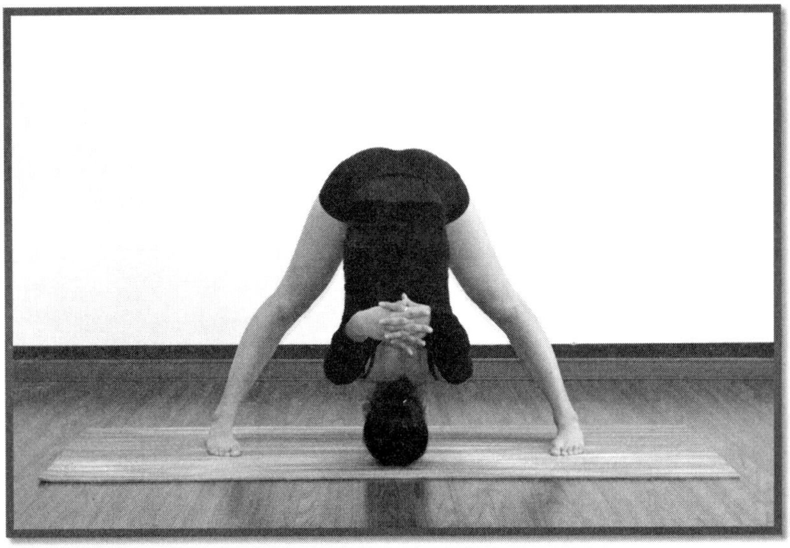

PRACTICE

1. 양 다리는 어깨너비 두 배로 벌리고 발끝이 정면을 향하도록 한다.
2. 숨을 마실 때 양팔을 옆으로 뻗고 숨을 내쉬며 양손을 허리 뒤로 깍지를 낀다.
3. 다시 숨을 마시고, 내쉬면서 상체를 천천히 앞으로 숙인다.
4. 목을 최대한 길게 늘어뜨리고 양 발바닥을 강하게 지지하며 깍지 낀 팔을 더욱 깊게 바닥으로 돌려 내린다.

Note

– 발바닥 안쪽의 볼록한 부분으로 중심을 잡고 발바닥 어느 부분도 뜨지 않도

록 한다.

- 눈을 뜨고 어깨를 넓게 벌리면서 어깨는 목 쪽으로 올라오지 않도록 한다.

☺ 초보자를 위한 자세!!!

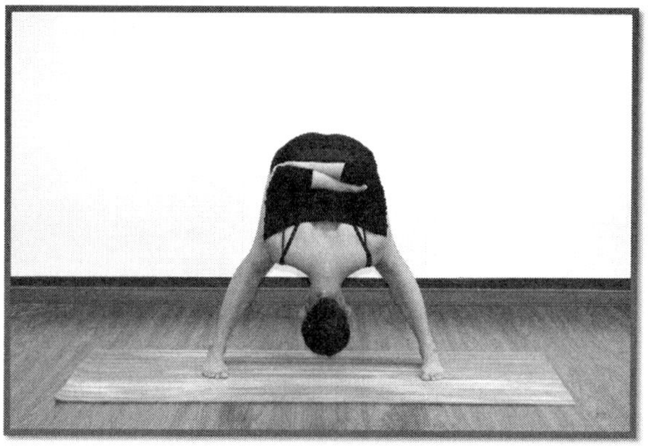

- 어깨가 불편한 사람은 양 손을 반대 팔의 팔꿈치를 잡아서 가슴을 열어준 후 상체를 앞으로 숙인다.
- 이때 어깨는 계속해서 등 쪽으로 돌려주도록 한다.

Benefits

뇌의 혈액공급 증가, 머리가 맑아지고 혈액순환 촉진, 척추의 펴짐과 오금의 유연성 증가, 어깨 유연성 증가

Limitations

허리에 문제가 있는 경우 앞으로 완전히 구부리는 자세는 피하도록 한다.

Prasarita Padottanasana

Prasarita = 확장된, Pada = 발, 다리, Uttan = 뻗은

Wide Legged Forward Bend Pose

서서 다리 벌려 상체 숙이기 자세 2

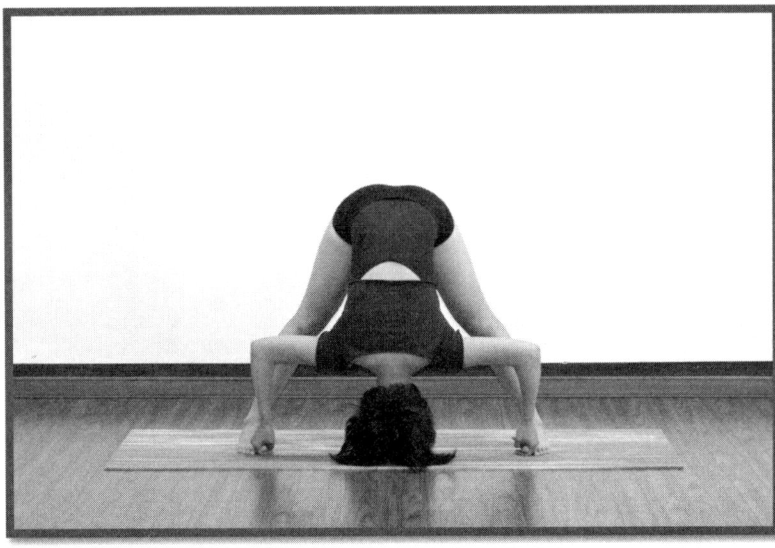

PRACTICE

1. 양 다리는 어깨너비 두 배로 벌리고 발끝이 정면을 향하도록 한다.
2. 숨을 마시면서 양손은 옆구리에 대고난 후 숨을 내쉬면서 천천히 상체를 앞으로 숙여 양 손가락으로 엄지발가락을 걸어준다.
3. 고개를 앞으로 들면서 숨을 마시고 내쉬면서 다시 고개를 숙여 양 팔꿈치는 옆으로 벌려 직각을 이루게 한다.

Note

- 척추가 펴진 상태를 유지하도록 한다.
- 발바닥의 체중을 엄지발가락 쪽에 싫어 중심을 잡으며 허리부터 늘리면서 상

체를 내려가도록 한다.

– 양 어깨가 귀 쪽으로 올라가지 않도록 하며 어깨와 팔을 옆으로 벌려 목 근육을 이완하도록 한다.

☺ 초보자를 위한 자세!!!

1. 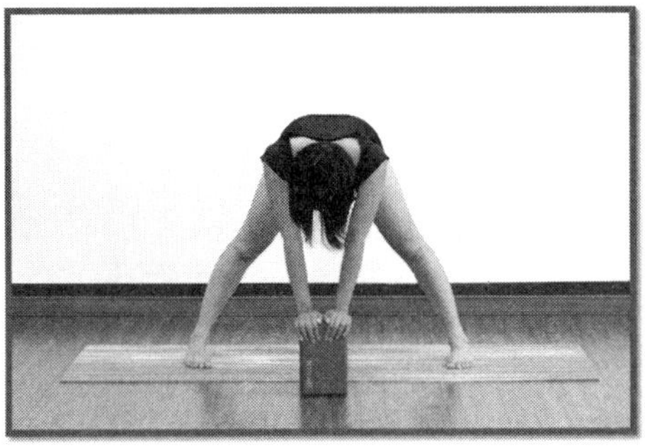

2. 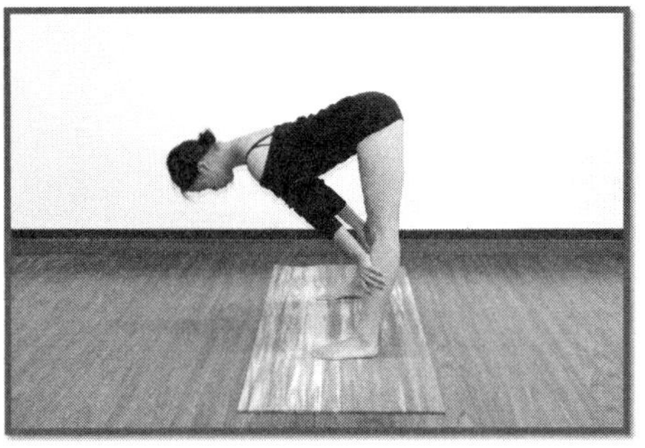

1. 블럭을 양 다리 중앙에 놓고 양손을 얹어놓는다.
2. 블록이 없을 경우 양 손은 다리를 잡고 등과 허리를 펴고 유지하도록 한다. 상체를 조금 숙이더라도 무릎에 힘을 주어 다리가 굽어지지 않도록 한다.

Benefits

뇌의 혈액공급 증가, 머리가 맑아지고 혈액순환 촉진, 척추의 펴짐과 오금의 유연성 증가

Limitations

허리에 문제가 있는 경우 앞으로 완전히 구부리는 자세는 피하도록 한다.

Utkatasana utkata = 강한, 힘센

Chair Pose

의자 자세

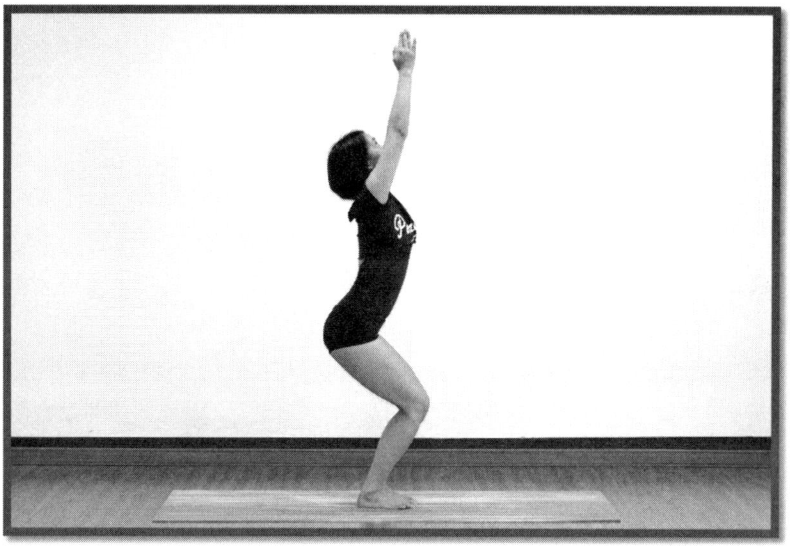

PRACTICE

1. 타다 아사나로 선다.
2. 숨을 들이마시고 천천히 내쉬면서 무릎을 굽히고 양 팔은 머리위로 올려 손바닥을 모아준다.
3. 무릎을 모으고 가슴을 최대한 활짝 편다.
4. 시선을 손끝을 바라보며 자연호흡으로 유지한다.

Note

- 무릎이 벌어지지 않도록 허벅지 안쪽 근육을 꽉 조인다.
- 무릎을 구부릴 때 체중이 무릎에 쏠리지 않도록 하며 발바닥 전체에 체주를

고루 싣는다.

- 팔을 올릴 때 어깨 근육이 올라가 목 근육이 긴장하지 않도록 한다.

☺ 초보자를 위한 자세!!!

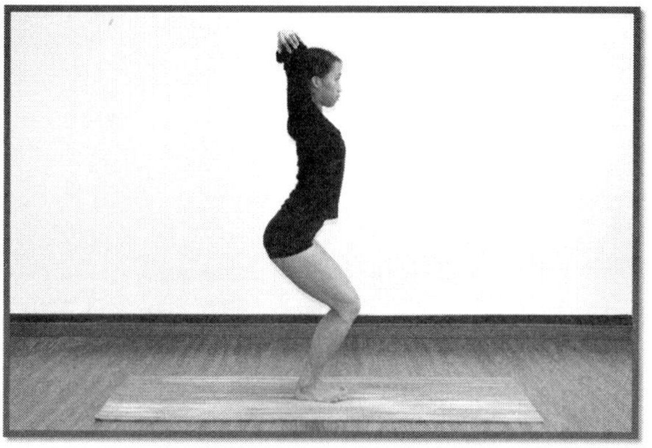

- 양손을 머리위로 올려 팔꿈치를 잡는다.
- 시선은 정면을 보면 허리가 앞으로 굽어지지 않도록 하며 무릎을 모아준다.

Benefits

발목, 허벅지, 종아리, 허리 강화, 가슴과 어깨 스트레치, 복부기관과 횡격막에 자극, 평발 예방

Limitations

심한 두통와 불면증환자, 저혈압 환자는 피하도록 한다.

Vrksasana vrksa = 나무

Tree Pose

나무 자세

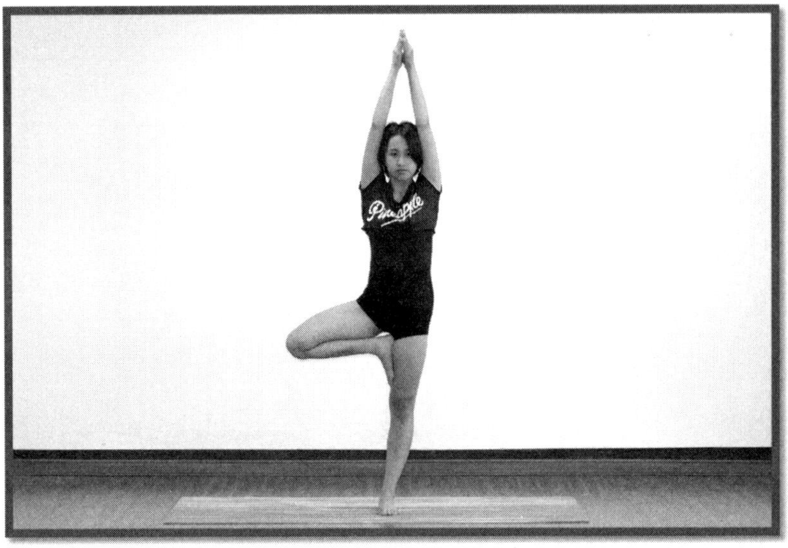

PRACTICE

1. 타다 아사나로 선다. 왼 다리에 단단한 힘을 준 후 오른손으로 오른쪽 발목을 잡는다.
2. 오른다리 무릎을 바깥쪽으로 향하게 하여 발바닥을 회음부 가까이 왼다리 허벅지 안쪽에 밀착시킨다.
3. 양손을 모은 후 머리 위로 뻗는다.
4. 몸의 양 옆을 쭉 늘리며 시선은 정면을 보고 고르게 호흡한다.

Note

- 왼발의 안쪽가장자리를 아래로 누르며 오른쪽 허벅지는 바깥쪽으로 골반이 열리도록 한다.

- 흉추부분과 견갑골을 안으로 말아 넣어 가슴을 확장시킨다.
- 골반이 틀어지지 않도록 한다.

☺ 초보자를 위한 자세!!!

1. 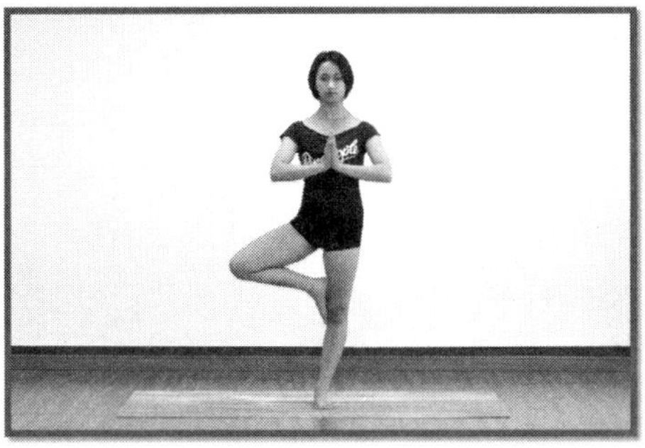
2. 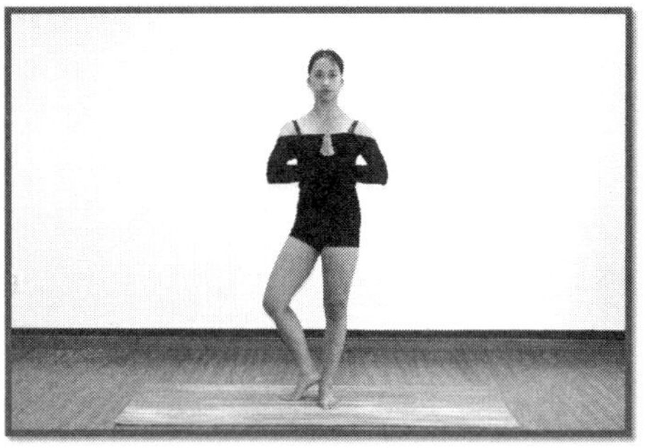

1. 균형 감각이 떨어질 경우 올린 다리는 반대쪽 무릎 안쪽에 대고 골반이 틀어지지 않도록 유지한다.
2. 고령자일 경우 양 손을 가슴 앞에 모으고 발가락만 바닥에 댄 채 유지한다. 이때 체중은 다리를 펴고 있는 다리에 집중한다.

Benefits

균형감각과 집중력 향상, 좌우 대칭 조절, 하체 근력 발달

Limitations

균형 감각이 떨어지거나 심혈관질환이 있을 경우 동작을 무리하지 않는다.

Garudasana Garuda = 인도 신화에 나오는 독수리 신

Eagle Pose
독수리 자세

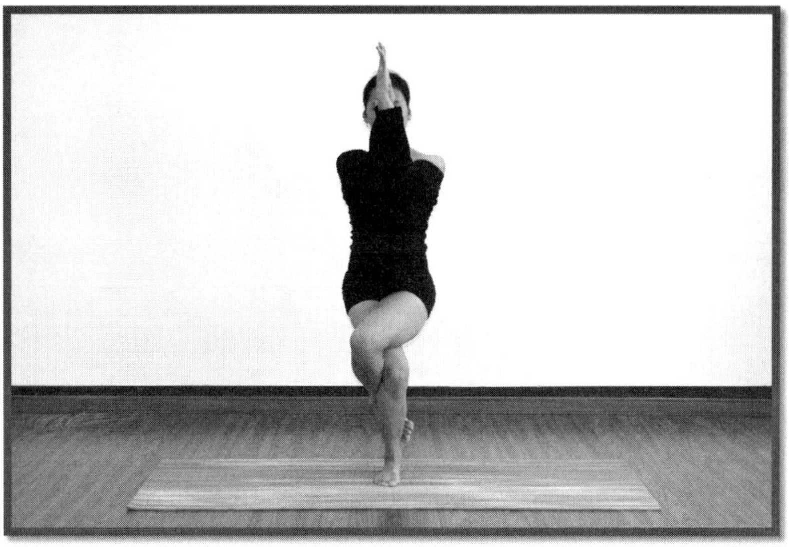

PRACTICE

1. 타다 아사나로 선다.
2. 오른다리를 들어 왼 다리위로 허벅지와 발목을 꼬아준다.
3. 오른팔은 왼팔 밑으로 깊숙이 겹치도록 하여 팔꿈치를 구부려 합장한다.
4. 바닥에 대고 있는 발바닥에 체중을 고루 실으며 골반이 틀어지지 않도록 유지한다.

Note

- 꼬아진 팔꿈치와 무릎이 중앙에 놓여야 하며 골반의 위치를 고정한다.
- 어깨의 긴장을 풀고 시선은 정면을 바라본다.

☺ 초보자를 위한 자세!!!

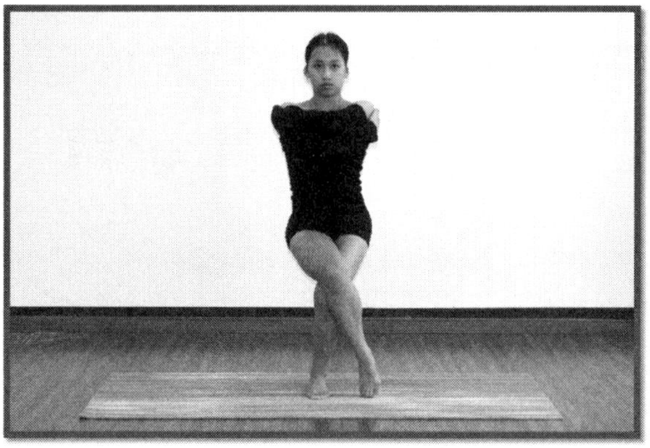

- 자세를 취하기 힘든 사람은 어깨와 허벅지를 한 번 씩만 꼬아 유지하도록 한다.
- 무릎과 팔꿈치의 중심선을 잃지 않도록 한다.

Benefits

생식기와 신장을 자극하여 기능을 활성화, 어깨· 골반· 무릎 관절의 유연성향상, 하체 근력 발달, 균형감각과 집중력 향상

Limitations

무릎관절에 손상을 입은 사람은 이 자세를 피하도록 한다.

Utthita Hasata Padangusthasana

hasta = 손, pada = 발 angusta = 엄지발가락

Extended Hand Toe Pose

서서 발가락 잡고 뻗는 자세

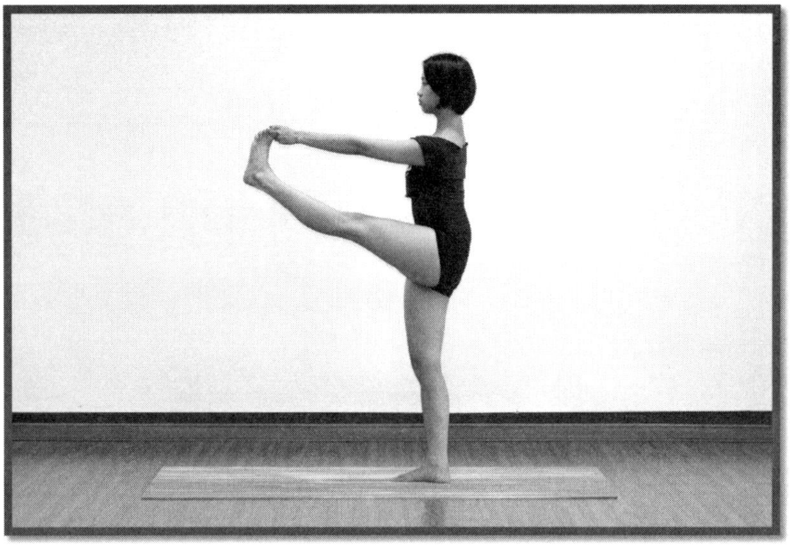

PRACTICE

1. 타다 아사나로 선다.
2. 왼 손은 옆구리에 대고 오른쪽 둘째, 셋째 손가락을 이용하여 오른발의 엄지 발가락을 잡는다.
3. 숨을 내쉬면서 오른다리는 앞으로 쭉 뻗는다.
4. 지지하고 있는 다리를 고정하며 척추를 곧게 세운상태에서 시선은 정면을 바라보며 무릎이 구부러지지 않게 유지한다.

Note

- 지지하고 있는 발바닥이 떨어지지 않도록 한다.
- 척추는 바닥에 수직으로 곧게 펴고 잡고 있는 어깨는 등 쪽을 향해 말아 어깨가 긴장되지 않게 한다.

☺ 초보자를 위한 자세!!!

1. 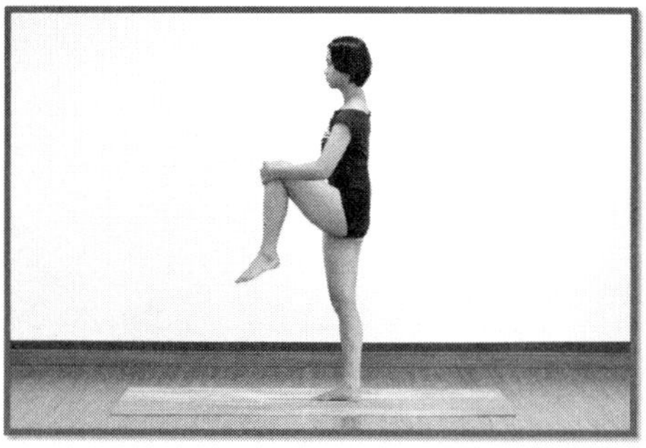

2. 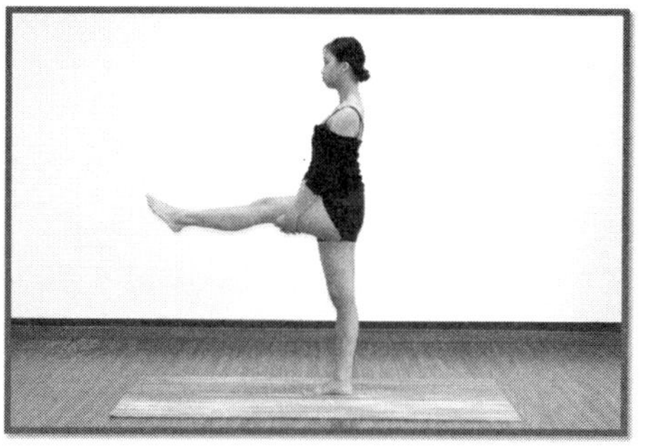

1. 무릎을 구부려 무릎을 잡고 다른 한 손은 옆구리에 댄다.
   이때 잡고 있는 손은 힘을 주지 않으며 어깨는 긴장을 풀고 척추를 곧게 세워 유지하도록 한다.
2. 양 손으로 허벅지를 잡고 무릎을 펴고 정면을 바라본다.

Benefits

발목· 하체 강화, 다리의 스트레치, 균형감각 발달

Limitations

발목이나 허리의 상해를 입은 사람은 주의해야 한다.

Memo

꽃에서 꿀을 마시는 벌이 꽃의 향기에 마음을 두지 않은 것처럼 내부의 미묘한 소리에 이끌린 마음은 그 밖의 대상을 구하지 않는다.

-하타요가 프라디피카-

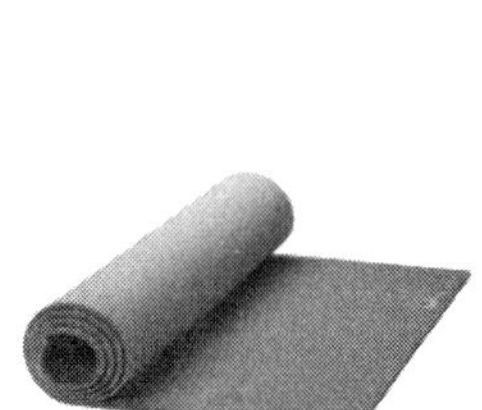

Sitting Postures

앉아서하는 아사나
Supported on the base of your pelvis

몸을 신장시키면 공간이 만들어지고 이 공간에 의해 움직임은 자유로워질 수 있다. 자유로움 속에서 정확한 자세가 이루어지며 자세의 정확성은 자세를 교정시켜준다.

앉아서 하는 자세는 마음을 진정시켜준다. 피로를 풀어주며 머리를 맑게 해주어 신경을 안정시킨다. 혈압의 조절과 질병으로부터의 회복을 도와 숙면을 취할 수 있게 해준다.

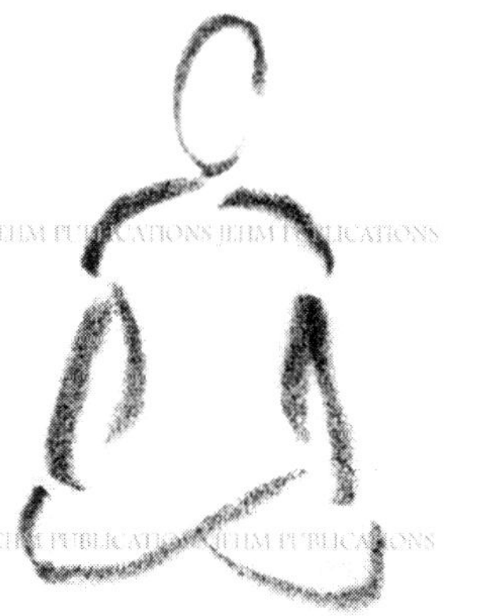

Dandasana Danda = 막대기

Staff Pose

막대기 자세

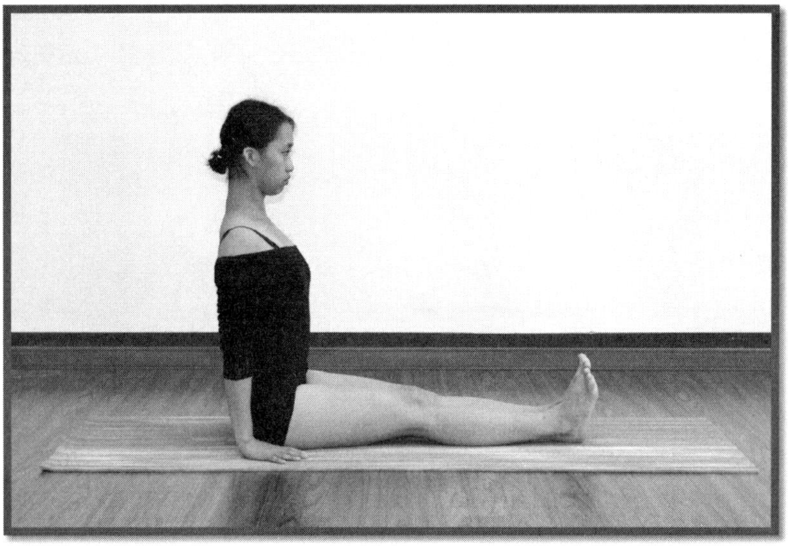

PRACTICE

1. 양 다리를 앞으로 쭉 뻗고 발목을 안쪽으로 당기며 앉는다.
2. 허리를 곧게 펴고 양 팔은 어깨에서 쭉 늘어뜨려 양 손은 엉덩이 옆 바닥을 짚는다.
3. 복부는 안으로 당기며 가슴을 확장하고 어깨는 낮추면서 긴장을 빼도록 한다.
4. 시선은 정면을 바라보며 척추 전체를 바르게 세우고 다리를 단단하게 조이고 앉는다.

Note

– 팔에 체중을 지지하고 않지 않도록 한다.

- 턱을 안쪽으로 당겨 경추의 위치를 바로 잡고 복부와 허리의 힘을 균형 있게 주어 상체를 지지하도록 한다.
- 무릎이 구부러지지 않게 하고 괄약근과 무릎을 조여 다리가 더욱 단단해지도록 한다.

☺ 초보자를 위한 자세!!!

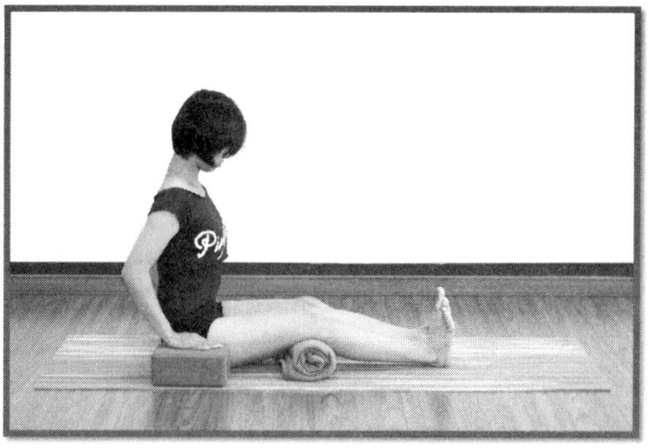

- 척추가 경직되어 있는 사람은 무릎 밑에 담요는 대어 무릎을 구부리고 엉덩이 양 옆에 블럭을 대어 손을 얹어 놓아 척추가 정렬되도록 한다.

Benefits

자세 교정 효과, 척추 질환자에게 좋은 자세

Limitations

허리에 손상을 입은 경우나 임신 중일 때는 피하는 것이 좋다.

Paschimottanasana Pascima = 뒤, 서쪽 Uttana = 신장

West Stretching Pose

앉아서 상체 숙이기 자세

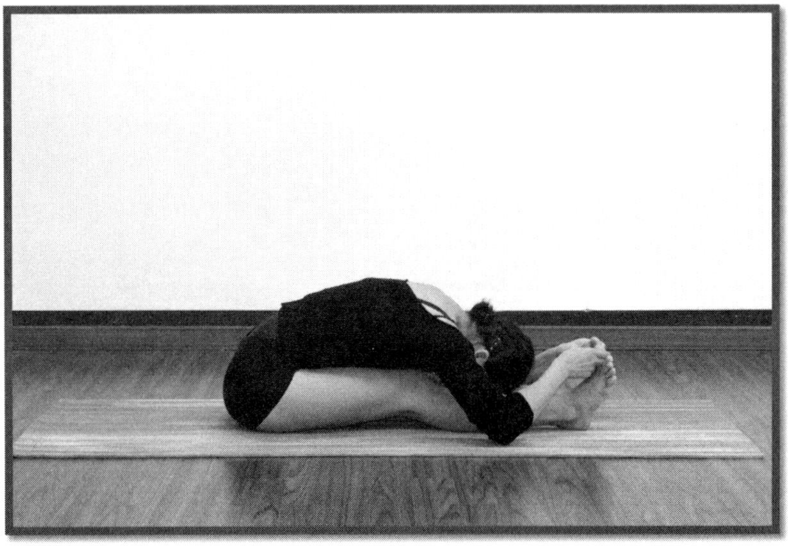

PRACTICE

1. 단다 아사나로 앉는다.
2. 양 엄지발가락에 고리를 걸어 잡는다.
3. 숨을 마시면서 팔과 척추를 곧게 펴고 숨을 내쉬면서 허리부터 천천히 내려간다.
4. 어깨와 목의 긴장을 풀고 발목을 당긴 상태를 유지하며 편안하게 호흡을 지속한다.

Note

– 척추 아래에서부터 이완하도록 한다.

☺ 초보자를 위한 자세!!!

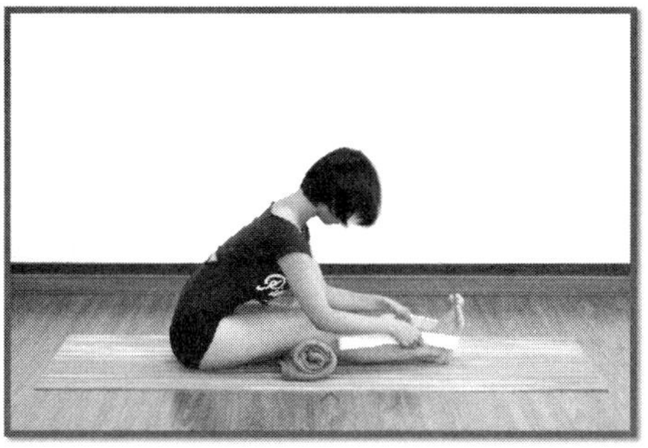
1.

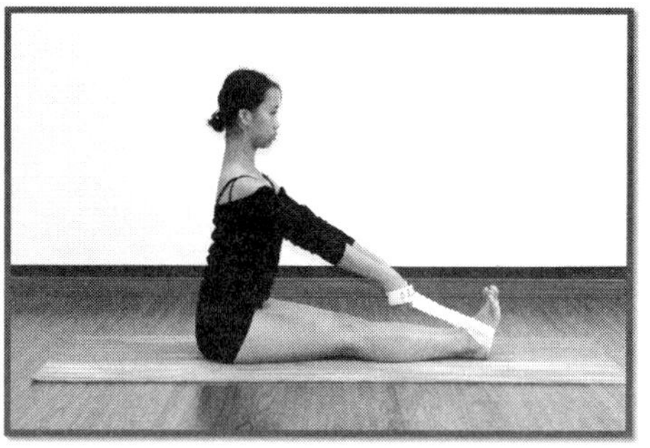
2.

1. 유연성이 부족하거나 등 근육이 뻣뻣할 경우 담요를 이용하여 무릎을 구부리고 발바닥에 벨트를 걸어 허리 근육을 앞으로 늘린다.
2. 무릎을 펴고 발바닥에 벨트를 걸어 양손을 당기면서 척추를 곧게 펴도록 한다.

Benefits

몸 전체의 뒷부분의 유연성을 향상, 척추신경과 척추 주변 근육 자극, 소화증진, 몸 전체의 활력증가, 변비 해소

Limitations

만성 심장질환, 척추 관련문제가 있는 사람, 척추 협착증의 경우 피하는 것이 좋다.

Janu Sirsasana Janu = 무릎, Sirsa = 머리

Head to Knee Pose

한발 접고 상체 숙이기 자세

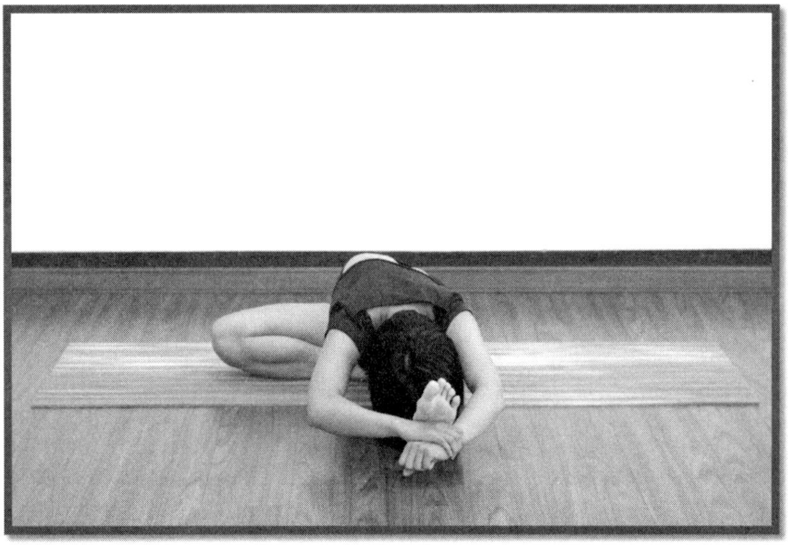

PRACTICE

1. 한쪽 다리를 구부려 편 다리와 직각을 만든다.
2. 허벅지는 바닥에 닿게 하고 양손으로 바닥을 짚은 뒤 옆구리를 틀어 정면을 바라보게 한다.
3. 양 손은 발끝을 잡고 등과 허리를 곧게 펴고 앞으로 숙인다.
4. 이마가 다리 위쪽에 닿도록 한다.
5. 복부를 수축하며 허리근육이 최대한 펴지도록 한다.

Note

- 골반에 체중이 고루 실리도록 하며 천골부터 정수리까지 길게 앞으로 늘려준다.
- 복부는 안쪽으로 당기며 허벅지 앞쪽 근육을 조인다.

☺ 초보자를 위한 자세!!!

1. 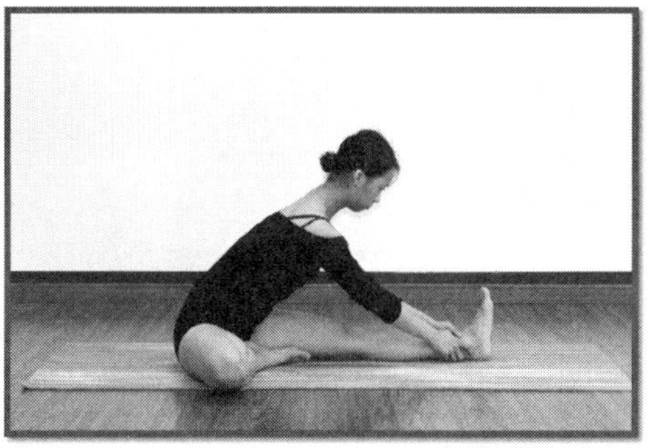

2. 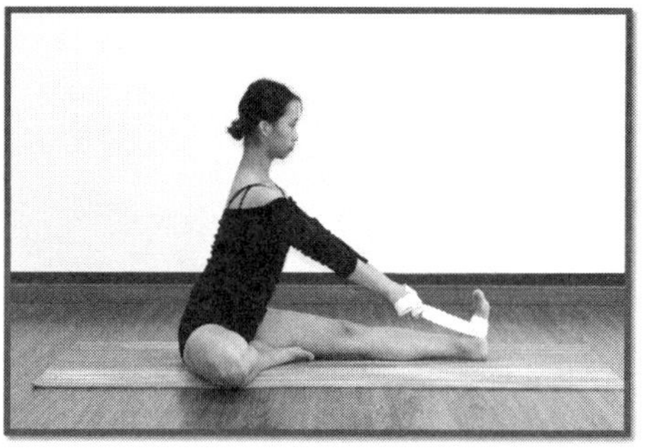

1. 무릎을 펴고 양손은 발목을 잡는다. 상체가 한쪽으로 기울어 지지 않도록 한다.
2. 무릎을 펴고 벨트를 사용하여 척추를 펴도록 한다.

Benefits

골반이 열리며 등·허리근육이 이완, 몸통의 장기들의 순환이 향상되고 소화가 증진, 신장 자극, 만성 냉증과 전립선 질환에 효과

Limitations

척추를 과하게 늘리지 않도록 하며 추간판 탈출증 환자는 이 자세를 피하는 것이 좋다.

Purvottanasana purva = 앞, 정면, 동쪽 Uttana = 신장

Upward Plank Pose

상체 뒤로 젖히기 자세

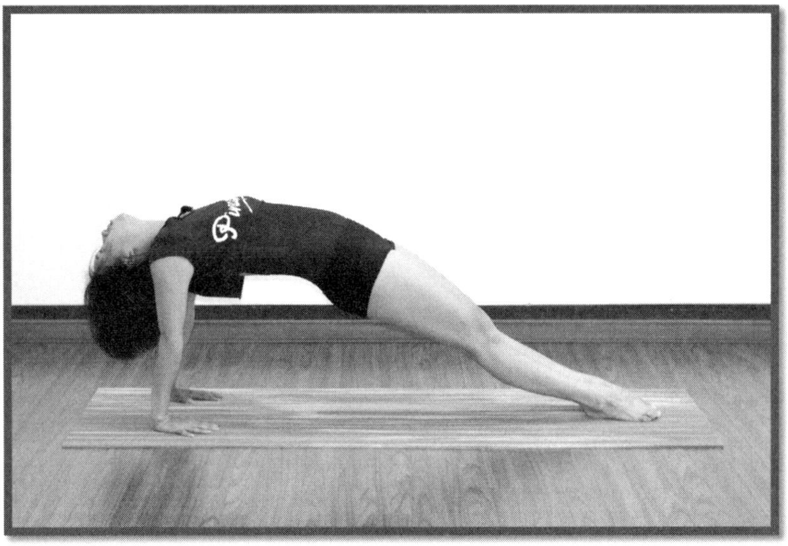

PRACTICE

1. 양 다리를 쭉 뻗고 앉는다. 발등은 밀어 발목을 펴고 양손은 어깨너비로 벌려 등 뒤 바닥을 짚는다.
2. 숨을 마시면서 엉덩이와 상체를 최대한 들어 올리며 숨을 내쉬면서 머리를 바닥을 향해서 뒤로 떨군다.
3. 목의 힘을 빼며 괄약근을 강하게 조여 다리의 기반을 튼튼히 잡고 유지한다.

Note

- 무릎과 허벅지가 떨어지지 않도록 하며 발바닥을 바닥에 밀착시킨다.
- 머리와 목의 긴장을 빼고 손목에만 체중이 실리지 않도록 하며 엉덩이, 허리,

팔, 다리를 조여 유지한다.

☺ 초보자를 위한 자세!!!

1. 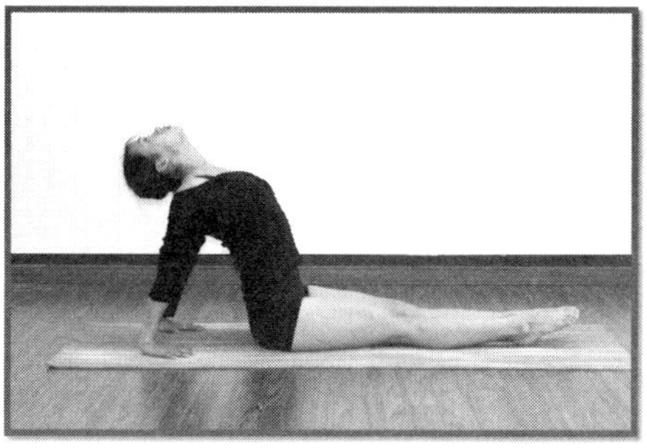

2. 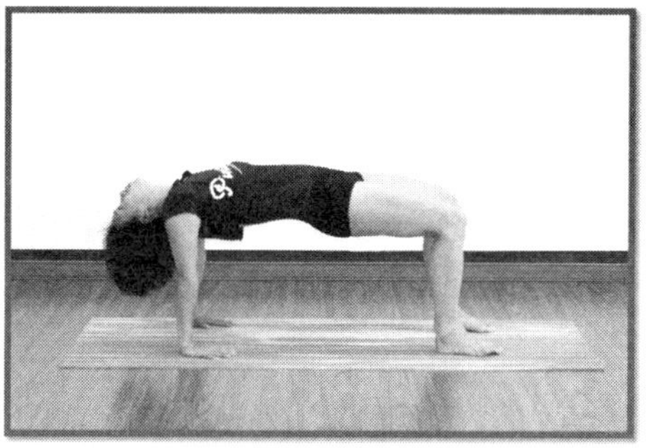

1. 손목 상해가 있는 사람은 엉덩이와 다리를 바닥에 대고 상체만 앞으로 밀어 주어 머리를 뒤로 떨군다.
2. 다리는 어깨 너비로 벌려 무릎을 세운 다음 엉덩이부터 들어올린다. 허벅지는 무릎 높이까지 들어 올리며 발바닥을 밀착시키고 허벅지 안쪽 근육을 조여 무릎이 흔들이지 않게 고정시킨다.

Benefits

전신 근력 향상, 머리 혈액 공급, 어깨 유연성 증가, 골반과 허리 강화

Limitations

손목과 목에 손상을 입을 경우 자세를 제한하거나 전문가의 지도에 따라 변형 동작을 취할 수 있다.

Ardha Matsyendrasana

Ardha = 절반, Matsyendra = 물고기 신

Half Lord of the Fishes Pose

반 물고기신 자세

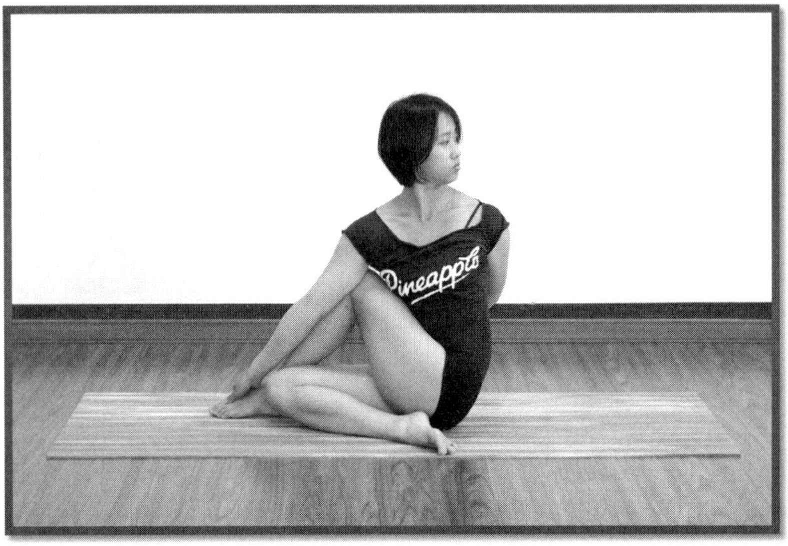

PRACTICE

1. 왼쪽 다리는 구부려 바닥에 내려놓고 오른 다리는 무릎을 세워 왼 다리무릎 바깥쪽에 놓는다.
2. 왼손은 위로 올린 다음 오른 다리 바깥쪽으로 깊게 걸어 오른다리 발목을 잡는다.
3. 오른손은 등 뒤 바닥을 짚고 숨을 마시면서 허리를 곧게 세운다.
4. 숨을 내쉬면서 고개와 상체를 오른쪽으로 최대한 회전한다.
5. 유지하는 동안 고른 호흡을 실시하며 같은 방법으로 반대쪽을 실행한다.

Note

- 상체를 회전할 때 반대쪽 엉덩이가 바닥에 들리지 않도록 한다.
- 가슴을 열고 어깨가 수평이 되도록 한다.

☺ 초보자를 위한 자세!!!

1. 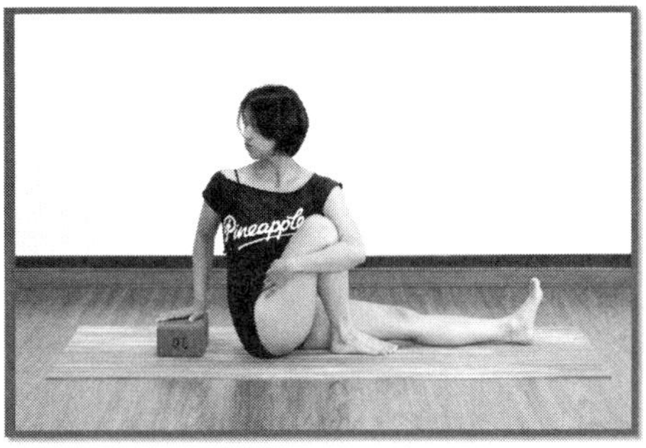

2. 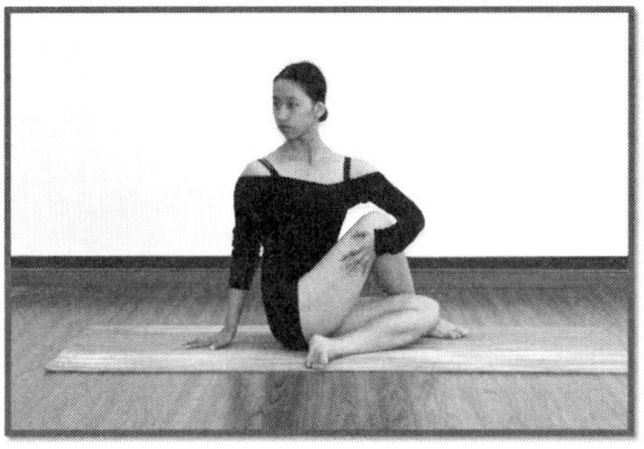

1. 한 다리는 쭉 뻗고 한 다리는 무릎을 세워 반대 팔로 무릎을 감싸 앉는다. 등 뒤 블록 위에 손을 얹어 놓아 척추를 곧게 펴도록 한다.
2. 한 다리는 무릎을 세우고 반대 팔로 무릎을 감싸 몸통을 비틀어 준다.

Benefits

척추의 유연성, 소화 장애· 변비 치유, 췌장을 자극하여 당뇨환자에 도움, 폐활량 증진

Limitations

최근 복부수술한 사람은 피하는 것이 좋다.

Baddha Konasana Baddha = 묶인, Kona = 각도

Bound Angle Pose

나비 자세

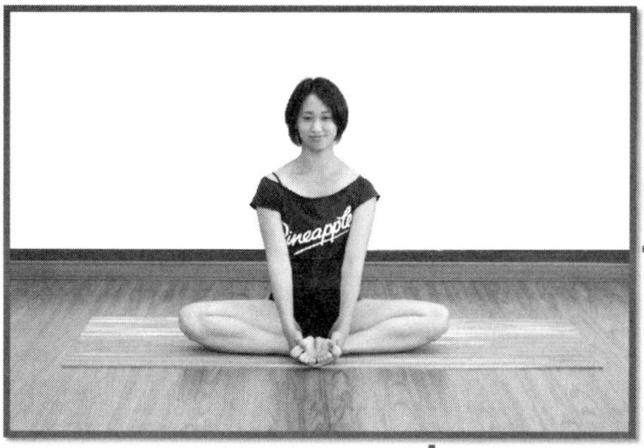

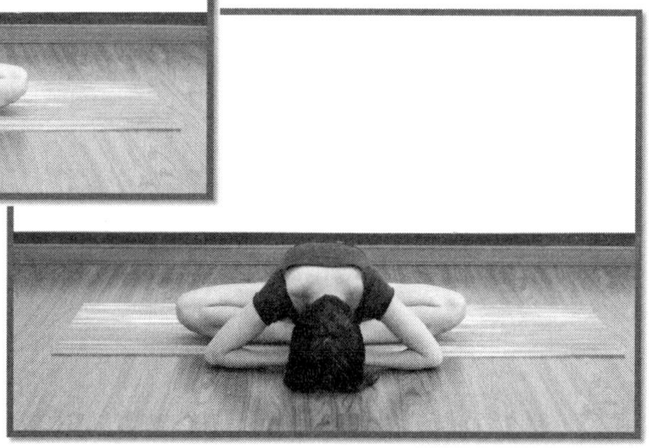

PRACTICE

1. 양 발바닥을 서로 마주보고 앉아 양손으로 발바닥을 잡고 앉는다.
2. 발바닥을 넓게 벌리면서 골반을 열어주며 척추를 곧게 세우고 숨을 들이마신다.
3. 천천히 숨을 내쉬면서 척추를 길게 늘이면서 내려간다.
4. 최대한 상체를 숙인 후 허리가 말리지 않게 주의하며 유지하도록 한다.

Note

– 척추가 말리지 않게 하여야 한다.

- 발바닥을 벌려주므로 인해 골반과 무릎이 내려가도록 한다.

☺ 초보자를 위한 자세!!!

1. 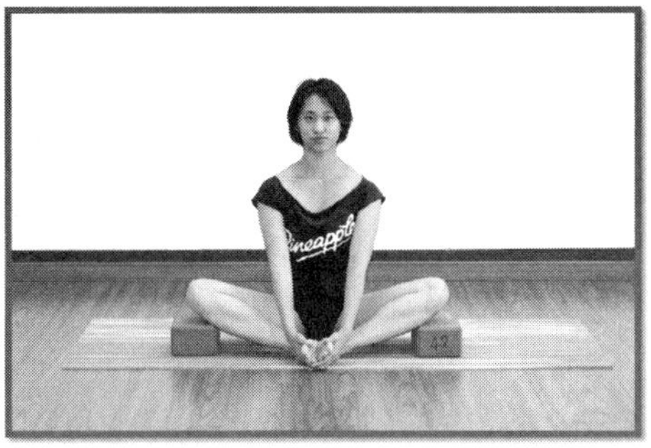

2. 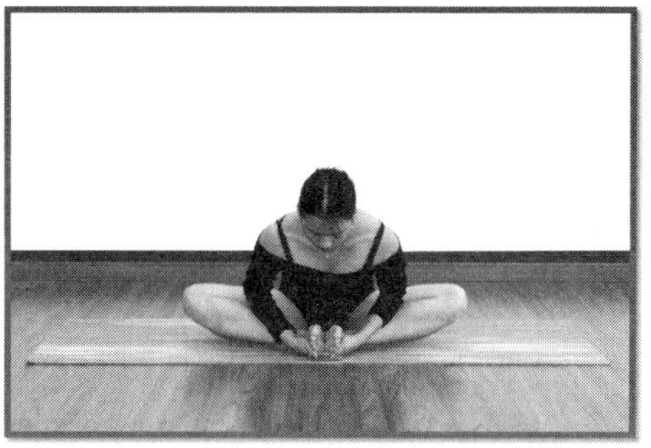

1. 골반이 경직되어 있는 경우 무릎 밑에 블록을 대고 양손을 발에 걸어 척추를 곧게 펴고 자세의 안정을 취한다.
2. 도구가 없을 경우 상체를 앞으로 굽힐 때 양 팔꿈치를 허벅지 안쪽에 올려놓으며 앞으로 숙인다.

Benefits

비뇨 생식기 기능 강화, 고관절·무릎관절의 유연성 향상, 생리불순 완화, 골반과 생식기 기능의 혈액순환 증진

Limitations

서혜부, 무릎 손상, 고관절이 심하게 굳어있다면 블록이나 스트랩을 사용하여 자세를 취할 수 있다.

Upavistha Konasana Upavistha = 앉아있는

Seated Wide Angle Pose

박쥐 자세

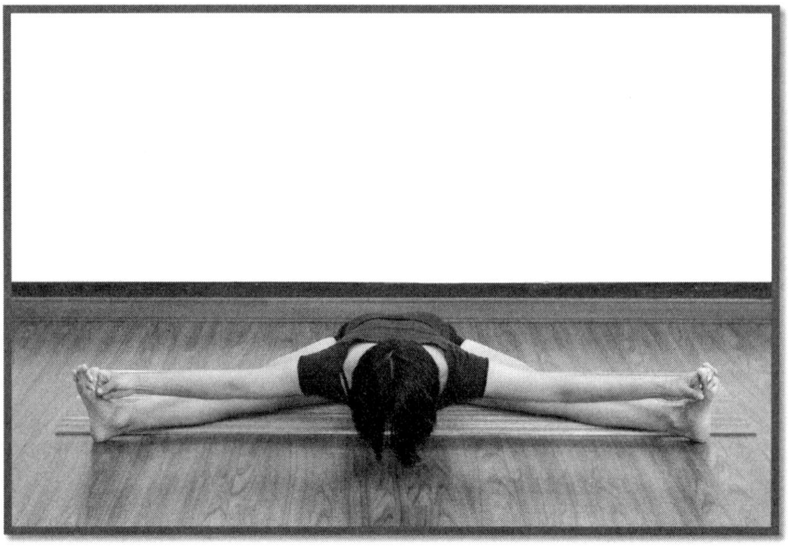

PRACTICE

1. 양 발을 좌 우로 넓게 벌린다.
2. 숨을 마시면서 양 손은 엄지발가락을 잡고 허리를 쭉 편다.
3. 숨을 내쉬면서 척추가 구부러지지 않도록 상체를 앞으로 숙인다.

Note

- 골반과 발목이 앞으로 기울어지지 않도록 한다.
- 척추가 펴진 상태를 유지해야 한다.
- 상체를 일으킬 때도 척추가 펴진 상태를 유지한 채 올라와야 한다.

☺ 초보자를 위한 자세!!!

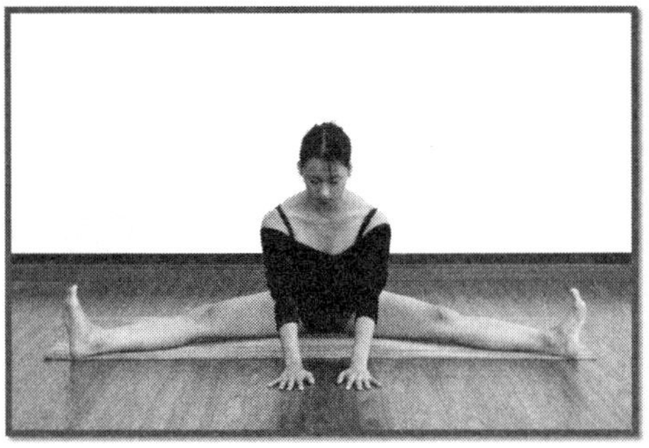
1.

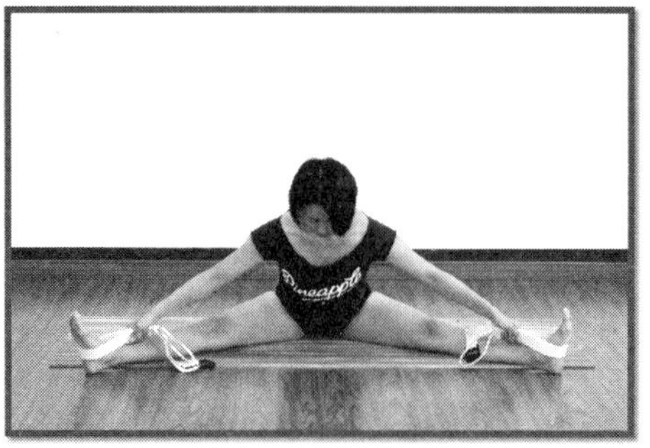
2.

- 양 다리는 너무 무리하지 않게 적당히 벌린다.

1. 양 손은 회음부 앞 바닥에 대고 상체를 **척추가 말리지 않는 범위내로 골반 주변의 긴장을 푼다.**
2. 양 발바닥에 벨트를 걸어 잡고 **벨트를 몸 쪽으로 당기면서 상체를 앞으로 서서히 굽힌다.**

Benefits

생식기능 향상, 생리통 완화, 골반의 유연성 증가, 척추에 활력 증가

Limitations

요추 손상이 있을 경우 제한한다.

골반기능이 좋지 않거나 유연성이 부족할 경우 발목을 잡도록 한다.

Parivrtta Janu Sirsasana

parvrtta = 회전하는, janu = 무릎, sirsa = 무릎

Revolved Head-to-knee Pose

앉아서 한 다리 접고 상체 옆으로 기울기 자세

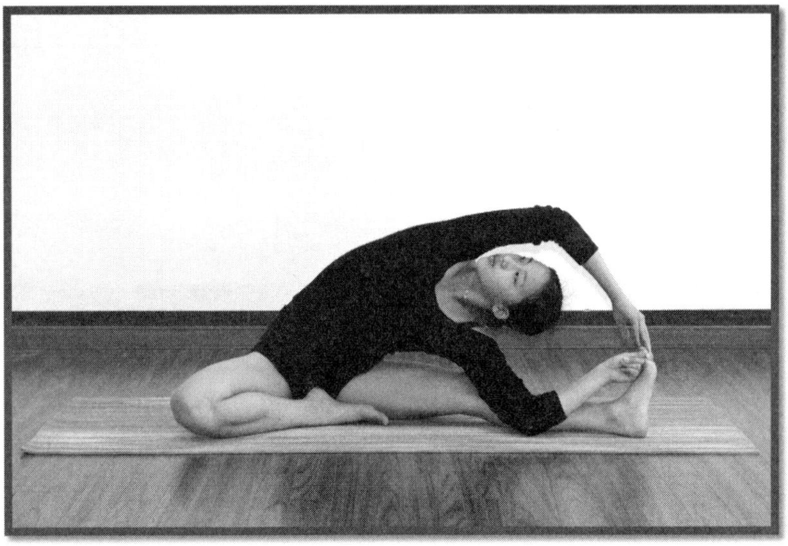

PRACTICE

1. 왼 다리는 뒷 꿈치가 회음부 가까이 오도록 접고 오른다리는 옆으로 뻗어 발목을 당긴다.
2. 오른팔을 옆으로 뻗어 오른발을 잡는다.
3. 숨을 마시면서 왼팔을 들고 내쉬면서 상체를 오른쪽으로 기울여 왼손으로 오른발을 잡는다.
4. 이 때 오른팔의 팔꿈치는 자연스레 구부려 무릎 안쪽 바닥에 댄다.
5. 상체를 충분히 기울인 다음 몸통을 천정을 향해 위로 살짝 비튼다.
6. 자연 호흡을 하며 유지하며 반대쪽도 같은 방법으로 시행한다.

Note

- 들어 올려 기울인 팔은 회전했을 때 얼굴을 가리지 않도록 한다.
- 접은 다리의 무릎이 바닥에 뜨지 않도록 하며 가슴을 최대한 열어야 한다.

☺ 초보자를 위한 자세!!!

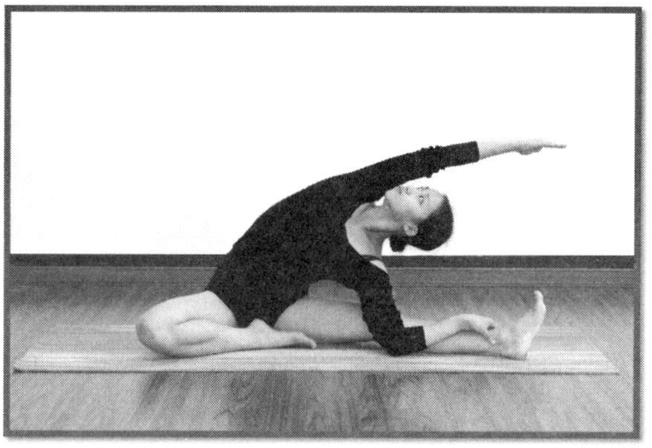

- 발목을 잡도록 하며 반대쪽 팔을 옆으로 들어 올려 옆구리가 쭉 펴지도록 한다.

Benefits

척추· 슬건· 어깨 스트레치, 복부기관 · 간 · 신장 자극, 소화 증진

Limitations

설사가 날 경우 제한하도록 한다.

Gomukhasana Go = 소, Mukha = 얼굴, 모양

Cow Faced Pose

소머리 자세

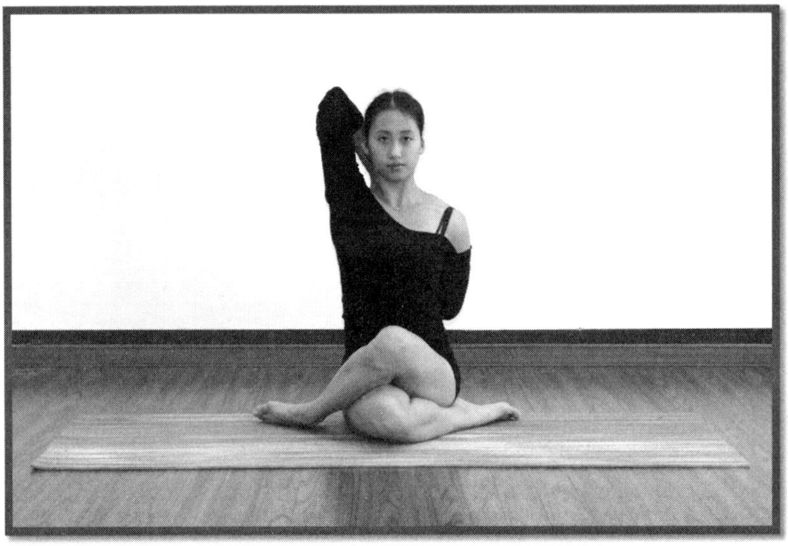

PRACTICE

1. 양 무릎을 서로 포개어 앉는다. 이때 아래쪽 무릎은 몸의 정 중앙에 오도록 한다.
2. 오른팔을 위로 올리며 왼팔은 등 뒤로 올려 서로 맞잡는다.
3. 척추를 똑바로 세우고 가슴을 열어주며 골반의 체중을 균형 있게 싣는다.
4. 천천히 숨을 내쉬면서 상체를 앞으로 숙인다. 이때 허리부터 내려가며 허벅지 위에 복부가 닿도록 한다.
5. 충분히 상체를 앞으로 숙인 후 골반의 조임을 느끼며 편안하게 호흡을 한다.
6. 좌 우 번갈아 가며 실시한다.

Note

– 자세를 유지할 때 양쪽 엉덩이가 바닥에 계속해서 닿아있어야 한다.
– 양쪽 어깨의 높이를 수평으로 유지해야 한다.
– 목의 긴장을 풀며 상체에 힘이 들어가지 않도록 한다.

☺ 초보자를 위한 자세!!!

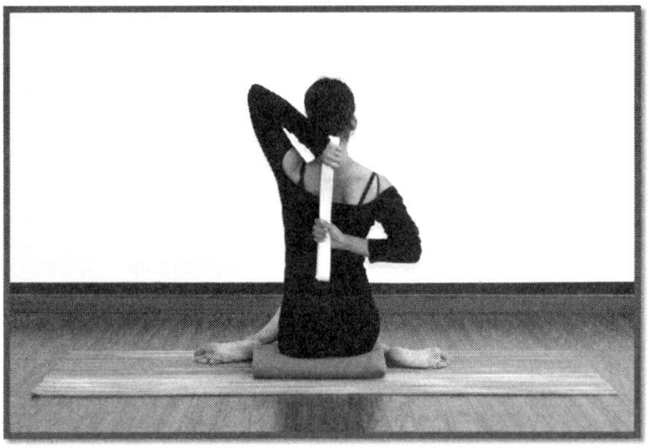

- 등 뒤에서 서로 손을 맞잡을 수 없는 경우 벨트를 이용하여 잡는다.
- 팔꿈치는 최대한 들어 몸통을 세우고 가슴을 열고 정면을 본다.

Benefits

고관절 이완, 골반 교정, 생식기 기능 향상, 엉덩이와 허리의 피로 회복

Limitations

골반의 기능이 좋지 않은 사람은 담요를 사용하여 엉덩이와 골반의 긴장과 통증을 절감한다.

목, 어깨의 심한 문제가 있다면 팔 동작은 피하도록 한다.

Navasana Nau = 배

Boat Pose

보트 자세

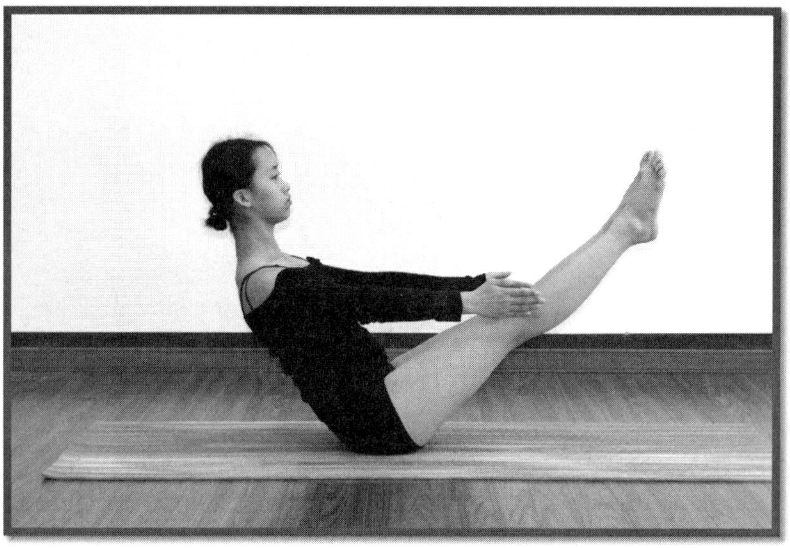

PRACTICE

1. 바닥에 무릎을 세우고 앉아 양손을 무릎 아래 가볍게 댄다.
2. 숨을 마시면서 양 다리와 양손을 앞으로 뻗는다.
3. 하체와 상체를 'V'의 형태로 유지하며 양손을 앞으로 나란히 뻗는다.
4. 복부와 허리를 의식하며 균형을 잡고 유지한다.

Note

- 상체가 뒤로 눕혀지지 않도록 한다.
- 자세를 유지할 시 등이 굽지 않도록 척추를 쭉 펴준다.
- 복부를 수축해야 한다.

☺ 초보자를 위한 자세!!!

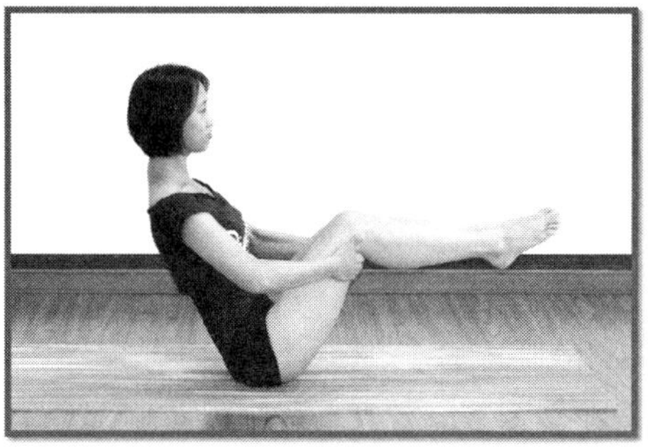

1.

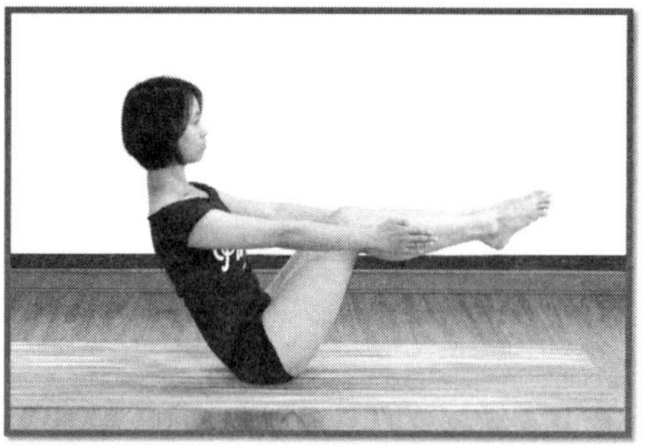

2.

- 무릎을 구부려서 꼬리뼈로 중심을 잡도록 한다.

1. 양 손을 무릎아래 대고 중심을 잡고 유지한다.
2. 양 팔을 앞으로 나란히 뻗으며 복부와 괄약근을 조이고 척추를 곧게 펴고 유지한다.

Benefits

복근, 허리 근력 강화, 균형감각 집중력 향상

Limitations

경추 부분의 상해, 설사, 생리 중, 임산부는 피하는 것이 좋다.

Krounchasana krouncha = 왜가리

Heron Pose

왜가리 자세

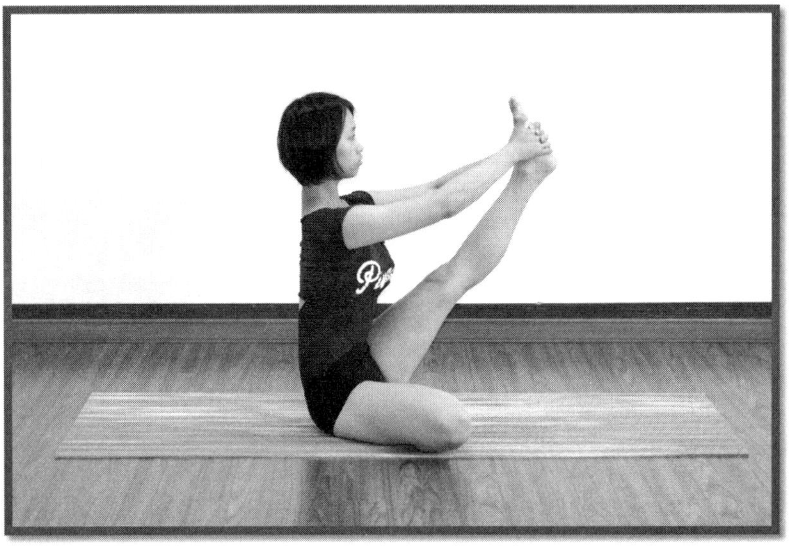

PRACTICE

1. 단다 아사나로 앉은 다음 왼다리는 구부려 비라사나로 앉는다.
2. 양쪽 엉덩이가 바닥에 닿도록 하며 오른다리 무릎을 구부린다.
3. 양 손은 깍지 끼어 오른 발바닥의 뒷 꿈치에 걸어 잡는다.
4. 호흡을 천천히 내쉬면서 오른발을 위로 향해 들어올린다.
5. 등을 쭉 펴며 올린 다리의 무릎을 펴서 가슴 쪽으로 당기며 유지한다.

Note

- 등이 구부러지지 않도록 하며 양쪽 엉덩뼈에 체중의 균형을 맞춘다.
- 올린 다리의 발끝은 최대한 당기며 무릎에 힘을 주어 다리를 최대한 쭉 펴도

록 한다.

– 머리가 다리 쪽으로 기울지 않도록 주의한다.

☺ 초보자를 위한 자세!!!

1. 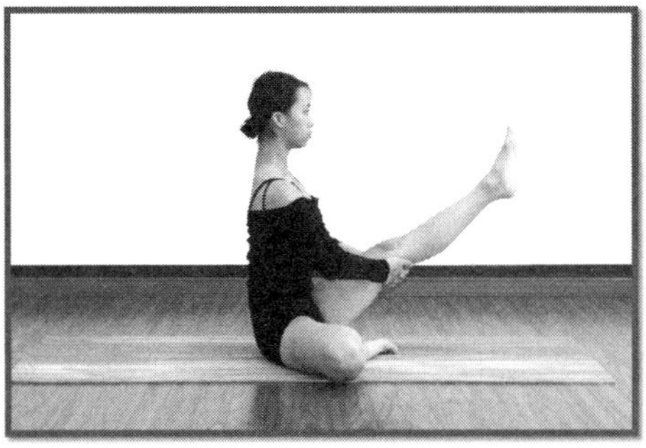

2. 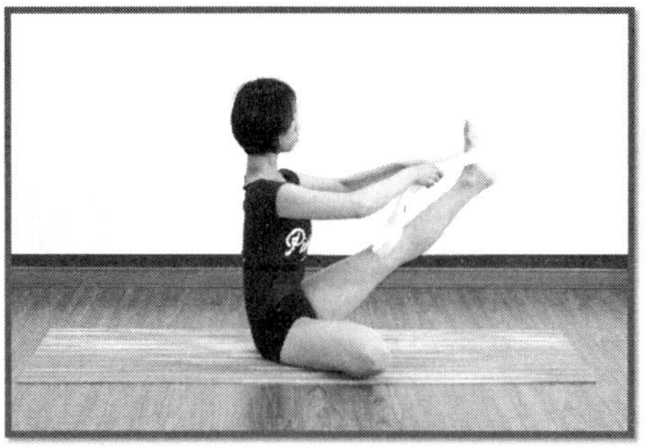

1. 무릎 아래 허벅지 근육을 잡고 무릎을 곧게 펴도록 한다.
2. 발바닥에 벨트를 걸어 양 손으로 잡고 무릎과 척추를 곧게 펴도록 한다. 이 때 팔에 힘을 너무 강하게 주어 당기지 않도록 한다.

Benefits

슬건근 스트레치, 다리 부종 제거, 복부 기관 자극

Limitations

무릎과 발목에 심한 문제가 있는 사람은 영웅좌로 접는 다리를 앞으로 구부려 시행하도록 한다.

Eka Pada Rajakapotasana

Eka Pada = 한 다리, Raja Kapota = 비둘기의 왕

One legged King Pigeon Pose

비둘기 자세

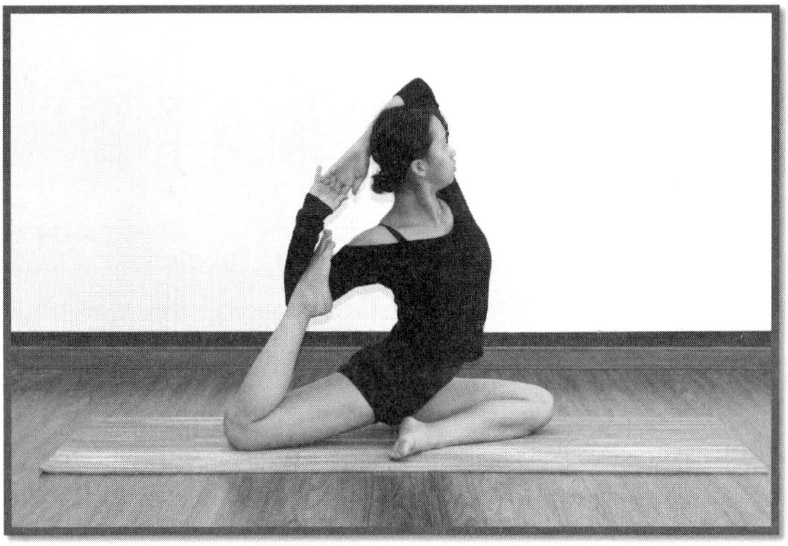

PRACTICE

1. 오른 다리는 앞으로 구부리고 왼 다리는 발등이 바닥에 닿도록 뒤로 뻗는다.
2. 양손은 무릎과 발 위에 얹고 척추를 바르게 세우고 엉덩이가 바닥에 뜨지 않게 한다.
3. 왼 발은 몸 쪽으로 구부려 왼 팔꿈치로 발목을 감싸 안고 오른팔을 머리위로 올려 왼손과 함께 깍지를 껴준다.
4. 시선은 위를 향하며 자연스런 호흡으로 유지한다.

Note

- 뻗은 다리의 골반이 바닥에서 뜨지 않도록 하며 한쪽으로 체중이 치우지지 뻗도록 한다.
- 복부를 당기고 가슴을 앞으로 내민다.

☺ 초보자를 위한 자세!!!

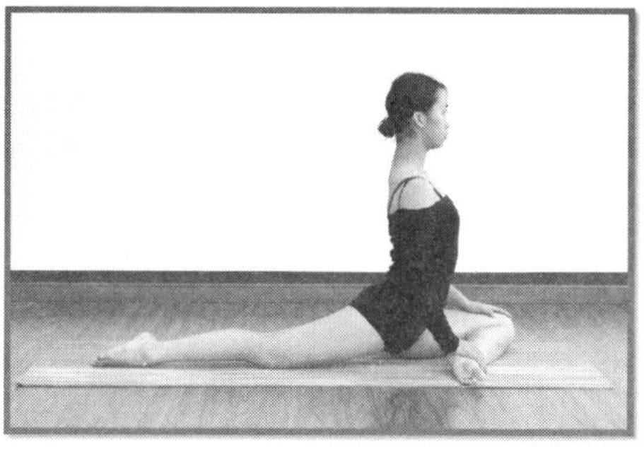

1.

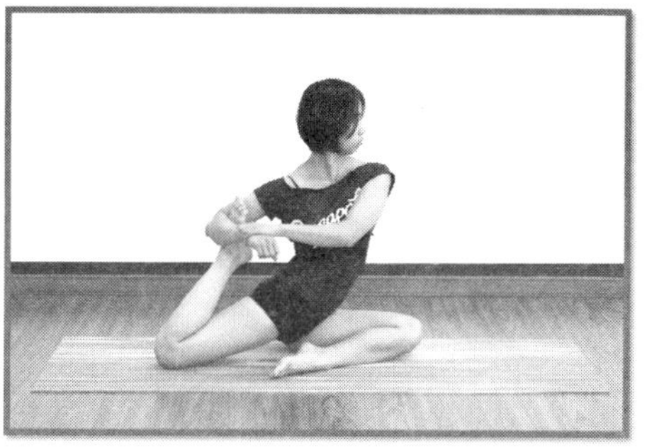

2.

1. 한 다리는 구부리고 한 다리는 뒤로 보내 무릎을 쭉 편다. 구부린 쪽으로 엉덩이가 치우치지 않도록 하며 몸통을 세우고 가슴을 연다.
2. 발목을 걸은 팔의 손목을 잡는다. 엉덩이가 바닥에서 많이 뜨지 않도록 하며 자세가 불편할 경우 담요를 엉덩이 밑에 댄다.

Benefits

고관절의 유연성 향상, 힙과 허벅지 근육의 피로회복과 스트레칭

Limitations

Sacroiliac(천골), 무릎·발목 손상이 있는 경우 제한한다.

Memo

우리의 마음은 밭이다.

그 안에는 기쁨, 사랑, 즐거움, 희망과 같은 긍정의 씨앗이 있는가 하면 미움, 절망, 좌절, 시기, 두려움 등과 같은 부정의 씨앗이 있다. 어떤 씨앗에 물을 주어 꽃을 피울지는 자신의 의지에 달렸다.

-틱 낫 한 -

Kneeling Postures

무릎을 지탱하는 아사나
Supported on your knees, shins, and tops of feet

무릎을 지탱하는 자세는 무릎과 정강이, 부분적 발에 체중이 실리게 된다. 바닥에 가까운 중력이 중심을 가지고 오며 척추의 스트레스를 감소하도록 도와준다.

주의 깊고 적절하게 자세를 취하지 않을 시에는 무릎관절에 부담을 줄 수도 있다.

이 자세는 주로 엉덩이와 무릎관절을 여는 데 쓰여 지며 척추를 늘이거나 척추의 안정된 자세를 제공하도록 기초를 쌓아준다.

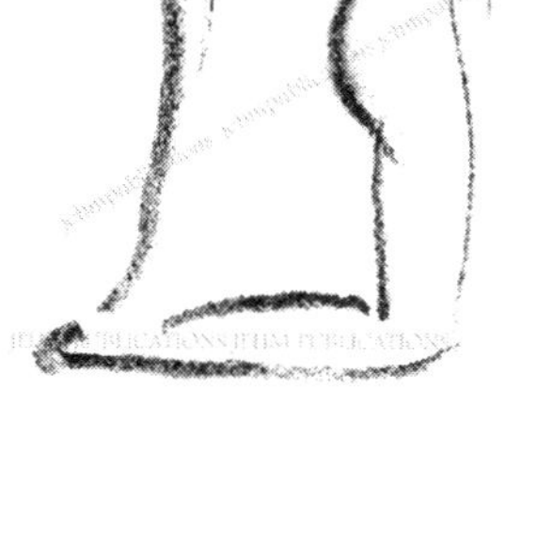

Balasana bala = 아기, 어린애 같은

Child Pose

아기 자세

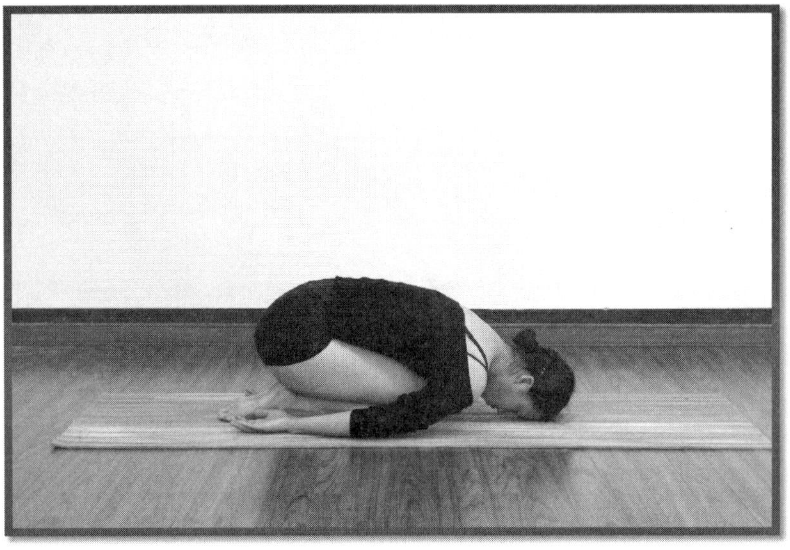

PRACTICE

1. 무릎을 꿇고 앉는다.
2. 허리부터 상체를 천천히 앞으로 숙여 이마를 바닥에 댄다.
3. 어깨의 긴장을 풀고 양 팔은 허벅지 옆에 두며 손바닥이 위로 향하게 한다.

Note

- 척추가 경직되어 있는 경우 상체를 앞으로 숙일 때 이마가 바닥에 닿지 않는다. 이때 양손을 주먹 쥐어 바닥에 포개어 놓고 그 위에 이마를 얹어 놓는다.
- 엉덩이가 뒷꿈치에서 떨어지지 않아야 하며 허리와 척추 주변 전신의 긴장을 풀어야 한다.

☺ 초보자를 위한 자세!!!

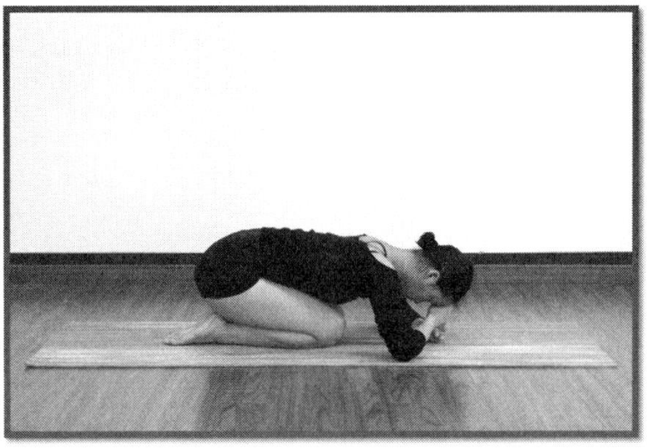

- 양 손은 주먹을 쥐어 서로 포개 놓는다. 주먹 위에 이마를 올려 놓으므로 엉덩이가 뒷꿈치에서 떨어지지 않도록 한다.
- 자세의 안정과 허리의 이완을 도와주기 위한 자세이다.

Benefits

두뇌를 자극, 머리의 혈액 공급, 허리, 발목, 무릎의 이완, 불안정한 호흡을 안정시킬 수 있다.

Limitations

위염, 위궤양 환자는 피하도록 한다. 무릎관절의 손상을 입은 경우도 피하는 깃이 좋다.

Virasana Vira = 영웅

Hero Pose

영웅 자세

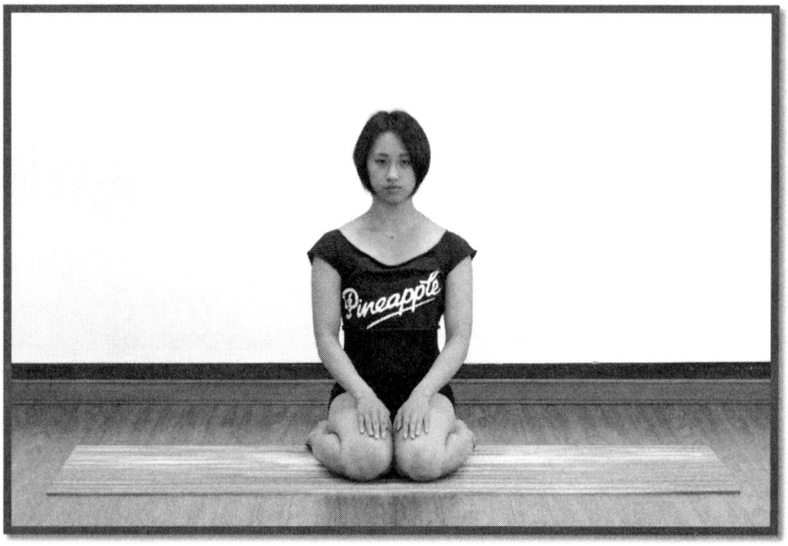

PRACTICE

1. 무릎을 꿇고 앉은 후 양손은 무릎 앞 바닥을 짚으며 엉덩이를 살짝 들어 양 발을 벌리고 무릎은 모은다.
2. 벌린 양 발 사이에 엉덩이를 내려놓고 앉는다.
3. 무릎은 모으고 양 엄지발가락은 엉덩이 쪽으로 향하도록 한다.
4. 척추를 곧게 세우고 손바닥은 무릎 위에 살짝 얹어놓는다.

Note

- 시선은 정면을 보며 좌, 우 골반 뼈에 체중을 균등하게 싣는다.
- 무릎이 벌어지지 않도록 한다.

☺ 초보자를 위한 자세!!!

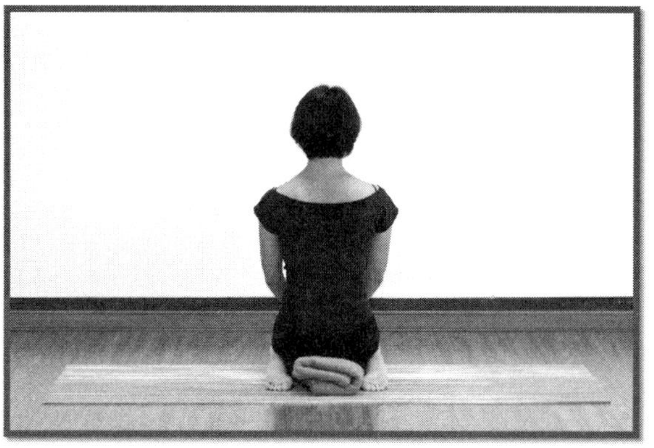

- 골반, 발목관절이 불편한 사람은 담요를 접어 엉덩이 밑에 대로 앉는다.
- 담요나 블록을 이용하여 엉덩이 높이를 올려주어 발등을 늘리고 무릎은 벌어지지 않도록 한다.

Benefits

하체순환 원활, 다리 피로 회복, 발목, 무릎, 고관절을 유연성 향상, 다리부종 감소

Limitations

무릎, 발목 관절의 손상이 있을 경우 피하도록 한다.

Supta Virasana Supta = 누운, Vira = 영웅

Reclining Hero Pose

누운 영웅 자세

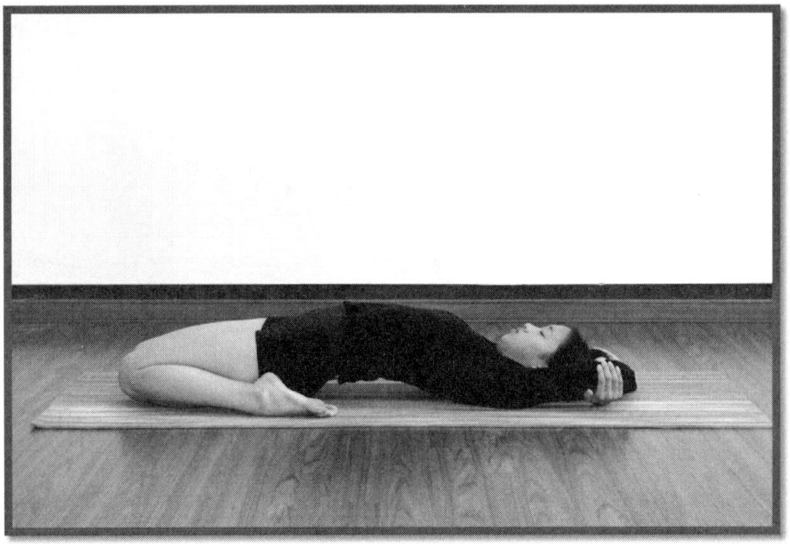

PRACTICE

1. 비라사나 자세로 앉는다. 양 손은 발바닥 위에 얹어 놓는다.
2. 천천히 몸을 뒤로 눕히면서 팔꿈치를 바닥에 댄다.
3. 가슴을 들어 올리면서 정수리를 바닥에 대었다가 다시 서서히 머리부터 바닥에 대고 눕는다.
4. 양 팔꿈치를 잡고 양 팔을 머리 뒤로 올려 바닥에 놓는다.
5. 허벅지와 무릎은 아래로 누르고 무릎을 서로 모은다.
6. 고르게 호흡하며 유지한다.

Note

– 목이 꺾이지 않게 머리가 바닥에 닿아야 한다.

– 허리가 바닥에 가깝도록 한다.

☺ 초보자를 위한 자세!!!

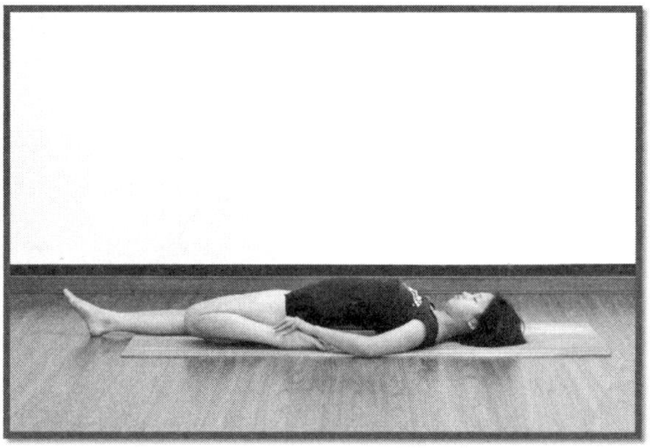

- 한 다리씩 구부려 양 쪽 번갈아 가면서 동작을 실행한다.
- 구부린 다리의 무릎은 모아주며 허벅지를 안쪽 바닥으로 눌러준다.
- 누운 자세에서 턱은 쇄골 쪽으로 당겨준다.

Benefits

요추의 신전, 요추신경의 자극, 좌골 신경통 예방, 엉덩이와 발목 허리의 이완, 정맥류에 도움

Limitations

추간판 탈출증, 척추관 협착증, 무릎 통증을 가진 사람은 피해야 한다.

Ustrasana Ustra = 낙타

Camel Pose

낙타 자세

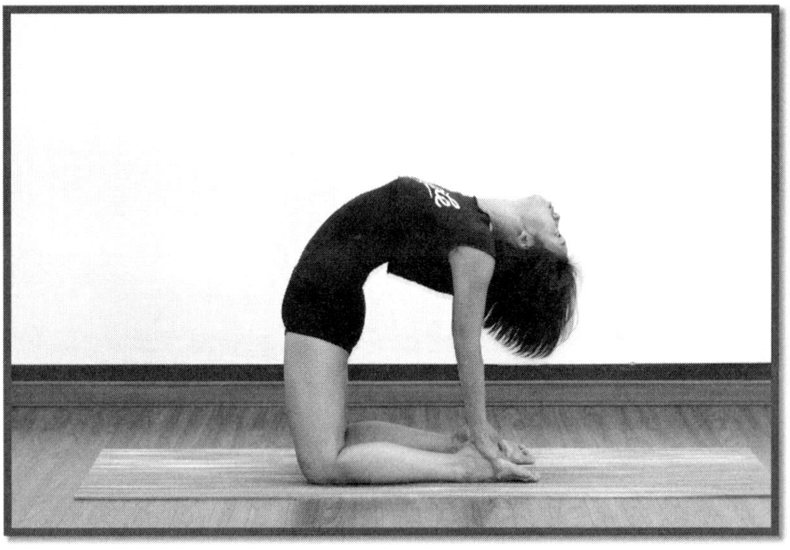

PRACTICE

1. 무릎을 꿇고 앉아 양 무릎을 어깨너비로 벌린 후 무릎을 지탱하고 일어선다.
2. 양손은 허리와 엉덩이 사이에 대고 호흡을 고른다.
3. 골반을 앞으로 밀어내고 가슴을 확장하며 상체를 뒤로 젖혀 한 손 한 손 발바닥 위에 얹어놓는다.
4. 머리는 긴장을 풀어 바닥에 떨구고 괄약근을 조이며 고른 호흡을 유지한다.

Note

– 상체가 뒤로 치우치지 않도록 골반과 엉덩이를 앞으로 밀어준다.

☺ 초보자를 위한 자세!!!

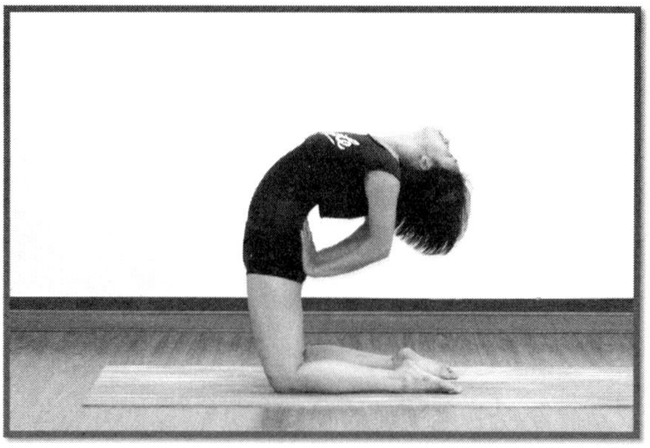

- 양 손바닥은 손가락이 머리 쪽을 향하여 허리에 대고 골반을 앞으로 밀어 주어 안정감 있게 허리를 받친다.
- 머리와 목에는 힘이 실리지 않게 하며 가슴을 펴고 엉덩이 근육을 조인다.

Benefits

척추의 유연성 증가, 머리의 혈액순환 증강

Limitations

최근 복부·심장 수술한 사람, 탈장, 심한 고혈압환자, 허리통증 환자는 주의 깊게 해야 한다.

Parighasana Parigha = 문, 빗장

Gate latch Pose

빗장 자세

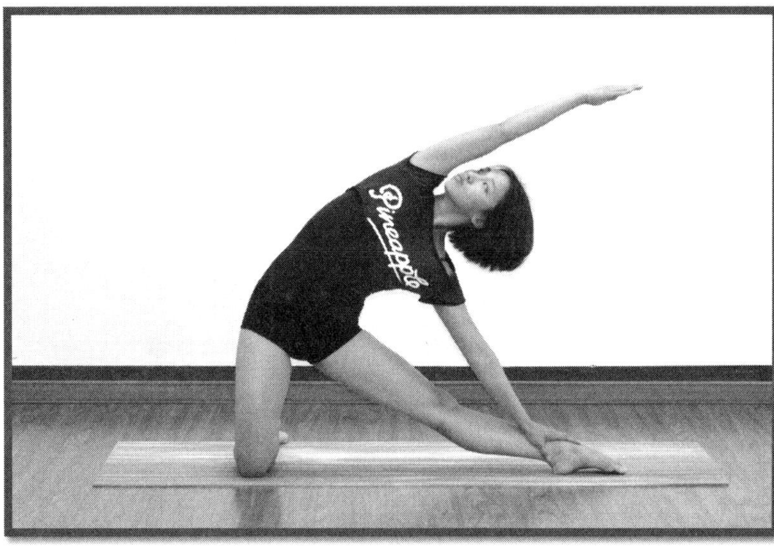

PRACTICE

1. 무릎을 바닥에 대고 일어선다.
2. 오른쪽 다리를 오른쪽 옆으로 뻗는다. 이때 양 허벅지가 일직선상에 있어야 하며 골반이 틀어지지 않도록 한다.
3. 숨을 마시며 양팔을 옆으로 뻗는다.
4. 숨을 내쉬면서 상체를 오른쪽으로 기울이며 오른손은 발목에 가깝게 왼팔은 귀 위로 쭉 뻗는다.
5. 오른팔에는 긴장을 풀고 가슴과 몸통 전체를 확장시켜 옆구리를 최대한 길게 늘인다.

Note

– 상체를 기울일 때 엉덩이가 뒤로 빠지지 않게 주의한다.

☺ 초보자를 위한 자세!!!

- 이 자세는 한 쪽 무릎에만 체중이 실릴 수 있기 때문에 무릎에 무리가 경우 매트를 두껍게 하거나 담요를 댄다.
- 골반이 틀어지지 않는 범위 내에서 상체를 측면으로 기울여 준다.

Benefits

옆구리와 척추의 스트레치, 어깨를 열어주고 폐와 복부내장기관을 자극

Limitations

심한 무릎의 손상이 있을 경우 제한하도록 하며 담요를 바닥에 대고 자세를 취할 수도 있다.

Adho Mukha Svanasana

Adho = 아래로, Mukha = 얼굴, Svana = 개

Downward Facing Dog Pose

아래로 향한 강아지 자세

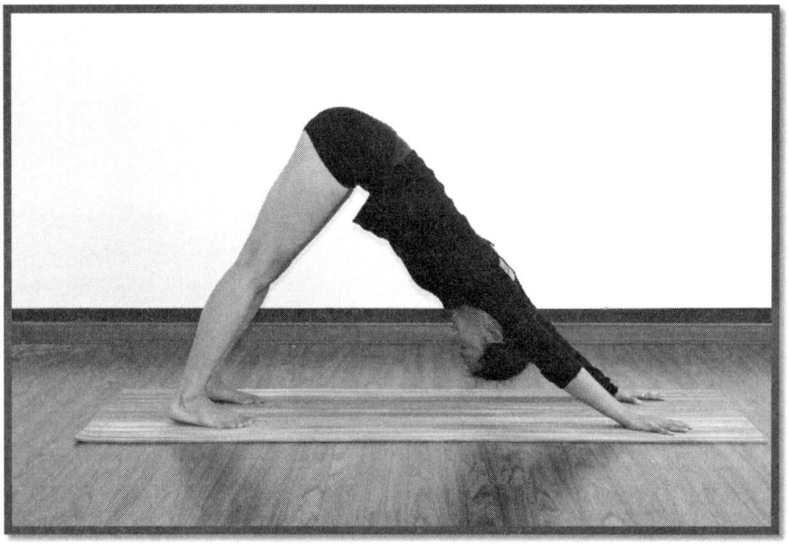

PRACTICE

1. 무릎을 바닥에 대고 기어가는 자세를 취한다. 발끝은 세우고 양손을 어깨너비로 손목과 어깨의 위치를 일직선에 놓이게 한다.
2. 숨을 마시면서 무릎을 바닥에서 떼고 엉덩이를 높이 들어 엉덩이부터 상체를 천천히 뒤로 늘려준다.
3. 숨을 내쉬면서 팔을 쭉 펴고 척추를 길게 늘이며 견갑골을 뒤쪽 갈비뼈 안으로 말아 넣으며 골반을 높이 들어 올린다.
4. 무릎을 펴고 발뒤꿈치와 발바닥은 평행하게 바닥에 놓는다. 턱을 당겨 배꼽을 바라보며 고르게 호흡한다.

Note

- 척추를 길게 늘인다. 복부를 당기고 늑골을 안으로 모아준다. 손바닥 전체로 바닥을 민다.
- 양발과 양손에 체중을 균등하게 실어야 한다.

☺ 초보자를 위한 자세!!!

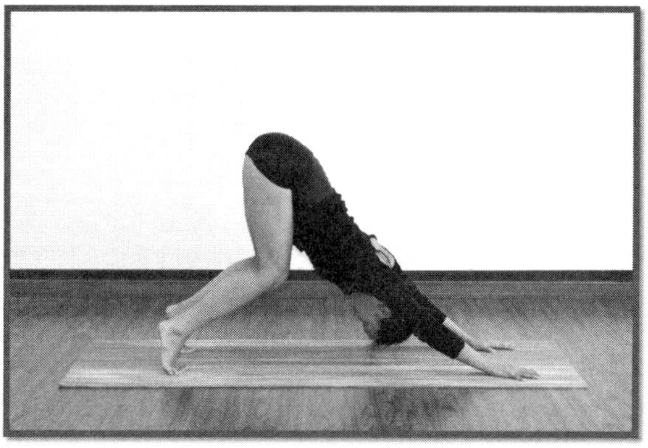

- 종아리 근육이 심하게 당길 경우 무릎을 구부리고 뒷꿈치를 들어 준다.
- 꼬리뼈를 높이 올려 천골과 허리를 길게 늘리도록 한다.
- 목 근육을 긴장을 빼며 턱을 당기고 복부 근육에 힘을 준다.

Benefits

척추의 정렬, 심장의 휴식, 팔 다리 강화, 두통완화, 불면증, 허리 통증 치료

Limitations

carpal tunnel syndrome(손목골 증후군), 설사가 있을 경우 제한하며 고혈압이나 두통이 있을 경우 머리 위에 블럭을 대고 자세를 취할 수 있다.

Marjaryasana marjari = 고양이

Cat Stretch Pose

고양이 자세

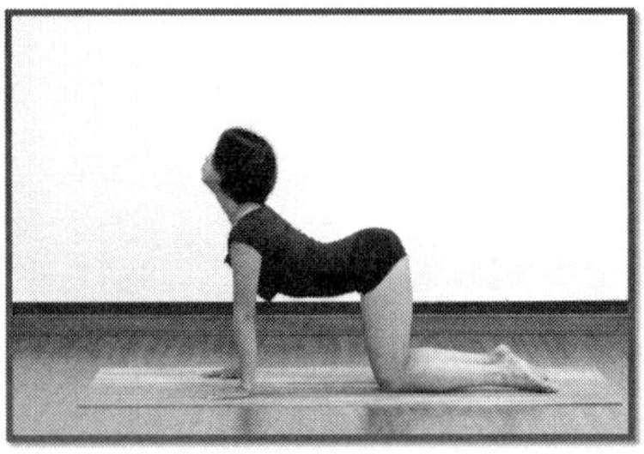
1-1.

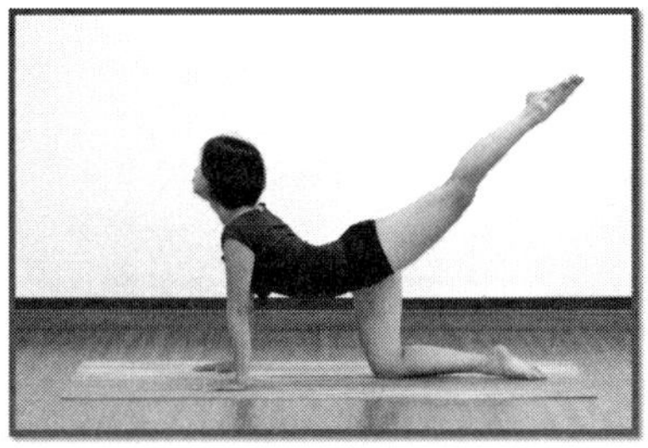
2-1.

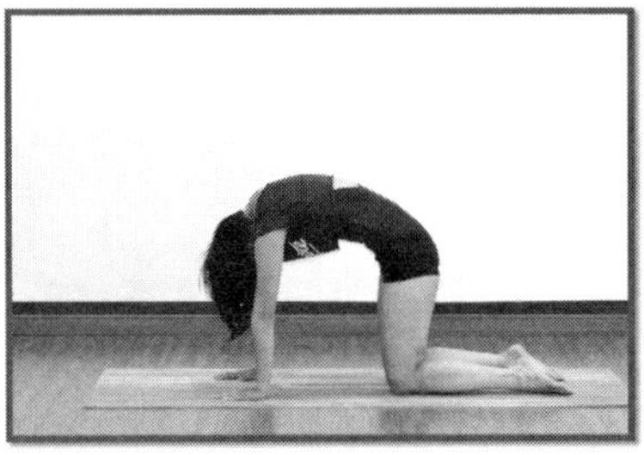
1-2.

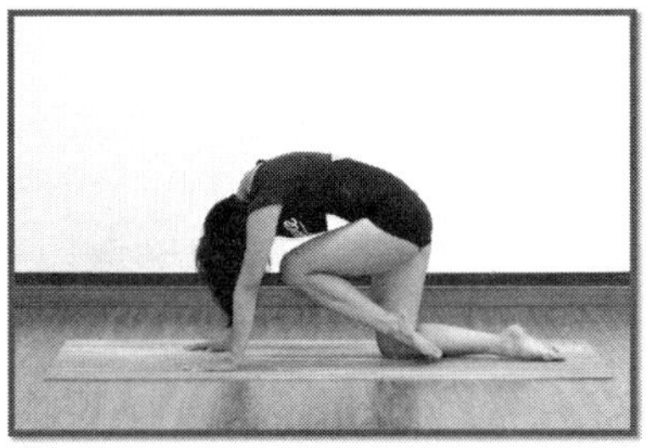
2-2.

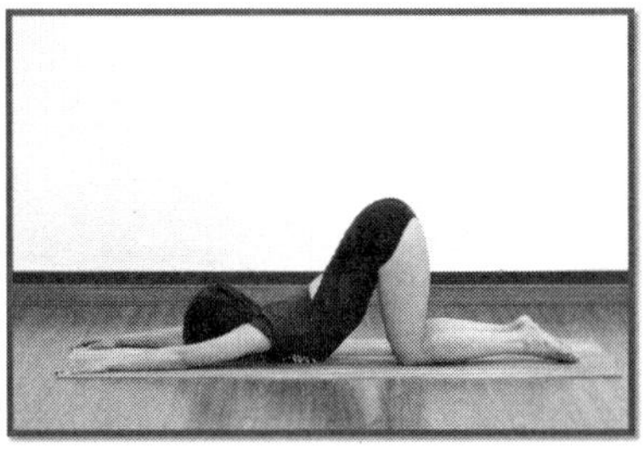
3.

Benefits

척추 전체의 유연성· 탄력 증가, 척추와 복부기능의 맛사지 효과, 등·허리통증 완화, 척추의 노화방지, 어깨의 유연성 증가

Limitations

손목 상해가 있는 사람은 주의해야 한다. 어깨 통증이 있는 사람은 동작의 난이도를 조절해야 한다.

Prone Postures

엎드려하는 아사나
Supported on the front surface of your body

이 자세에서는 복부를 스트레칭하며 척추와 둔부 등 주로 신체의 뒷부분의 근육의 운동성을 증가시킨다. 척추를 유연하고 강하게 만들어주며 팔과 어깨를 단련시키고 몸과 마음을 가볍게 해준다. 복부기관을 늘려주며 척추와 엉덩이의 운동성을 증가시킨다.

단 이 자세에서는 복부 수술을 하거나 임산부 등은 자세를 행하지 않는 것이 좋다.

등·허리 상태가 좋지 않거나 무릎의 상해가 있을 경우 지도자의 지시를 따르도록 한다.

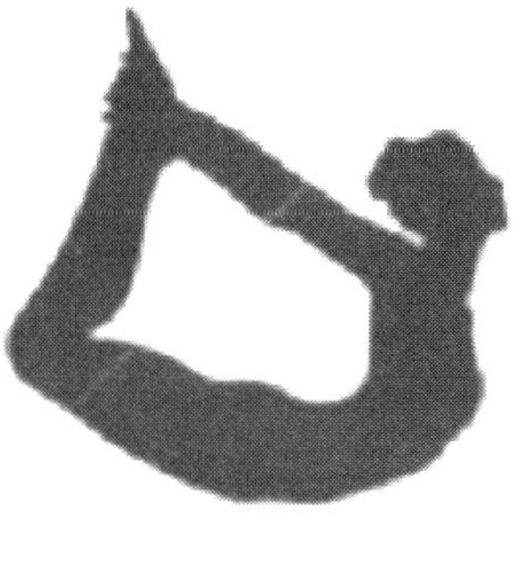

Bhujangasana Bhujanga = 코브라

Cobra Pose

코브라 자세

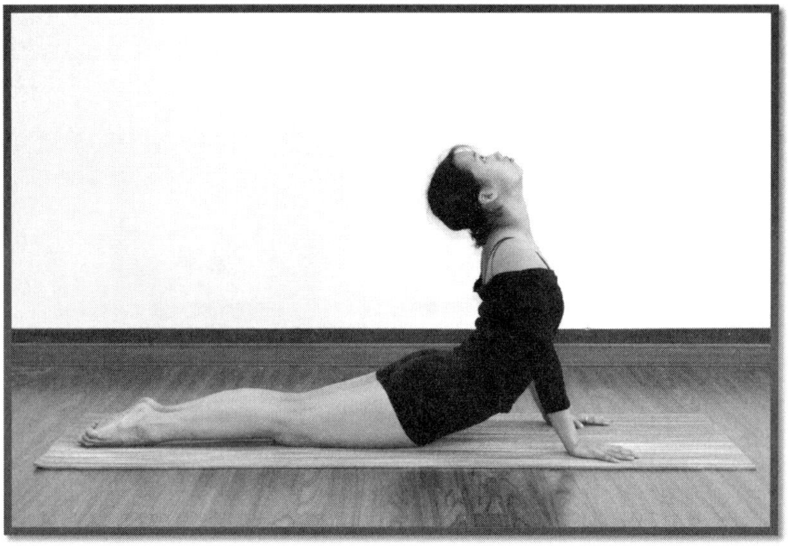

PRACTICE

1. 배를 대고 바닥에 엎드린다.
2. 다리를 가지런히 모으고 양 손은 가슴 옆 바닥을 짚고 팔꿈치를 몸통에 붙인다.
3. 숨을 마시면서 배-가슴-어깨-머리 순으로 상체를 일으킨다.
4. 어깨를 낮추고 가슴을 최대한 열어주며 발목이 바깥쪽으로 돌아가지 않도록 한다.
5. 숨을 내쉬면서 머리-어깨-가슴-배 순으로 내려온다.

Note
- 팔꿈치가 벌어지지 않아야 하며 다리와 발목을 가지런히 정렬해야 한다.
- 복부부터 가슴까지 최대한 늘려주며 어깨가 올라가지 않도록 주의한다.

☺ 초보자를 위한 자세!!!

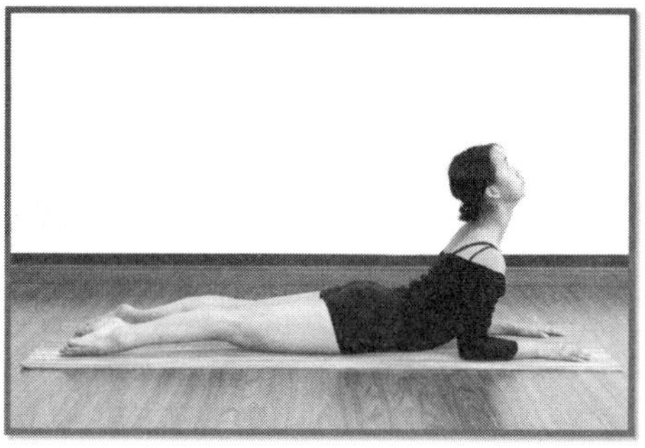
1.

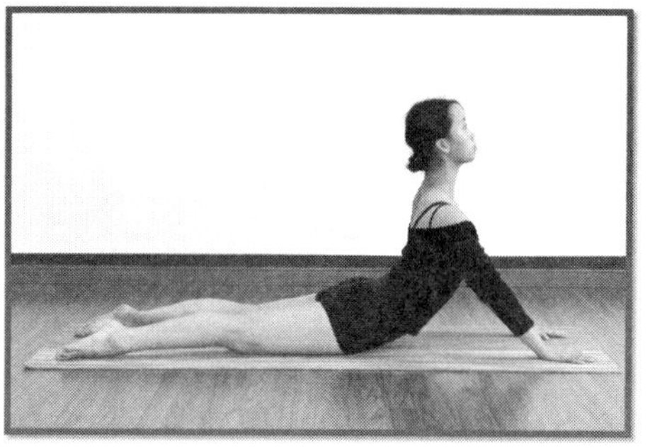
2.

1. 가슴 옆에 팔꿈치와 양 손바닥을 바닥에 대고 상체를 일으킨다.
   팔꿈치가 벌어지지 않도록 하며 어깨로 뒤로 젖히면서 가슴을 앞으로 밀어준다.
2. **다리를 골반 너비로 벌이며** 발등을 바다쪽으로 나란히 편다. 양 손은 어깨 앞에 놓고 상체를 서서히 일어켜 준다. 어깨를 내리고 가슴을 편다. 손목에 체중을 의지하지 않도록 한다.

Benefits

흉추의 유연성 증가, 허리근육의 신장, 복부 지방 감소, 호흡기 질환과 척추의 문제 개선, 허리통증 예방

Limitations

복부 수술환자는 약 2달 정도 이 자세를 피해야 한다. 경추에 문제가 있다면 신중하게 자세를 하도록 한다.

Urdhva Mukha Svanasana

Urdhva = 위로, Mukha = 얼굴, Svana = 개

Upward Facing Dog Pose

위로 향한 강아지 자세

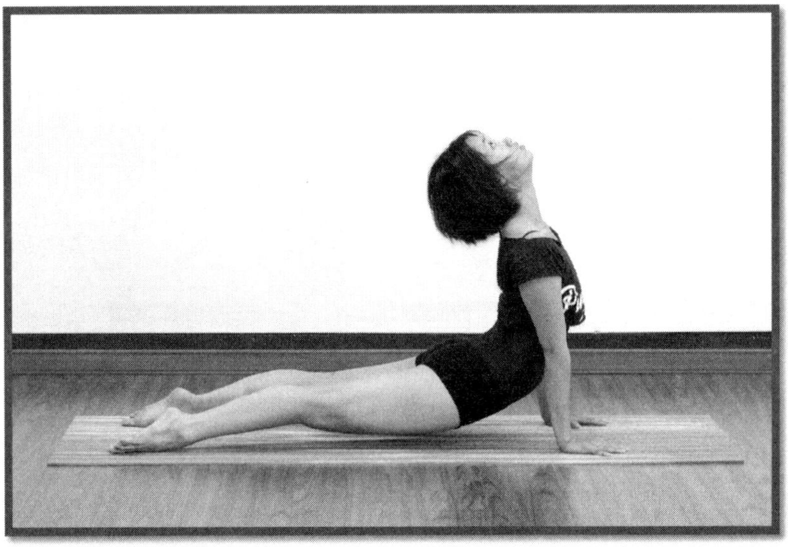

PRACTICE

1. 배를 바닥에 대로 엎드리고 양 다리는 골반 너비로 벌린다.
2. 양 손은 가슴 옆 바닥에 놓고 무릎과 발등을 쭉 편다.
3. 숨을 마시며 상체를 천천히 들어올린다.
4. 팔꿈치를 쭉 펴고 무릎을 바닥에서 떼며 발등과 손바닥을 바닥에 누른다.
5. 엉덩이 근육은 수축시키며 어깨를 내리고 가슴을 확장한다.
6. 시선을 위를 향하며 고른 호흡을 하도록 한다.

Note

- 골반너비로 다리를 벌려 발등이 지면에 닿아야하며 무릎이 바닥에 들려야 한다.
- 꼬리뼈는 바닥을 향해 낮추고 복부를 늘려 끌어올린다.
- 가슴을 넓히기 위해서 견갑골을 흉추 쪽의 중앙으로 모은다.

☺ 초보자를 위한 자세!!!

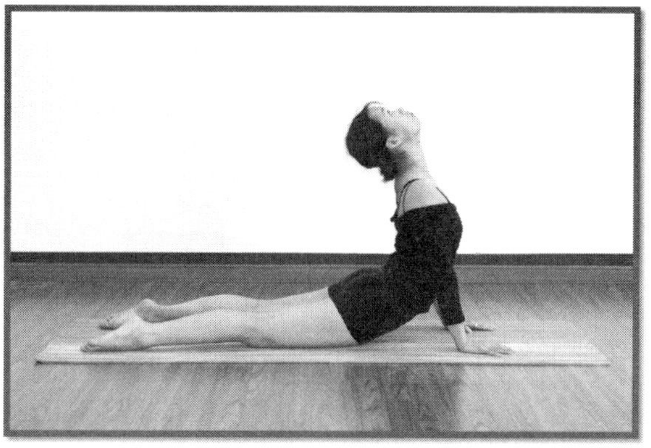

- 양 다리를 어깨너비로 벌리며 양손을 가슴 옆에 댄다
- 무릎을 바닥에 대고 상체를 일으킨다.

Benefits

척추 유연성 증가, 팔·어깨·손목의 힘 강화, 가슴의 확장과 몸의 생기를 불어넣는다.

Limitations

임신 중, Carpal tunnel syndrome(손목골 증후군)일 경우 피하도록 한다.
척추에 문제가 있거나 압력이 심하게 느껴지면 무릎을 바닥에 대고 허리의 부담을 덜어준다.

Dhanurasana Dhanura = 활

Bow Pose

활 자세

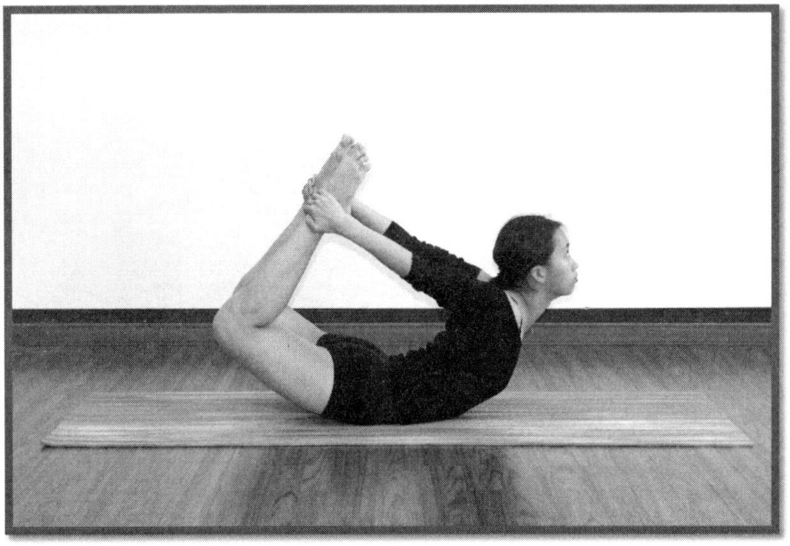

PRACTICE

1. 배를 대고 바닥에 엎드린 후 양 발을 엉덩이 쪽으로 구부린다.
2. 양 손으로 발목을 잡은 후 턱을 바닥에 댄다.
3. 숨을 마시면서 양 다리를 위로 뻗고 상체와 하체를 동시에 들어올린다.
4. 최대한 올렸을 때 숨을 내쉬며 시선을 천정을 바라보도록 한다.
5. 고른 호흡을 유지하며 자세를 취한다.

Note

– 자세를 유지하는 동안 무릎과 골반이 골반 너비보다 벌어지지 않도록 한다.

☺ 초보자를 위한 자세!!!

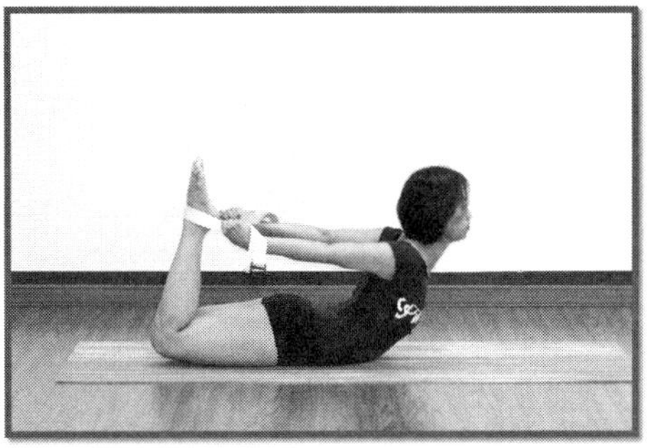
1.

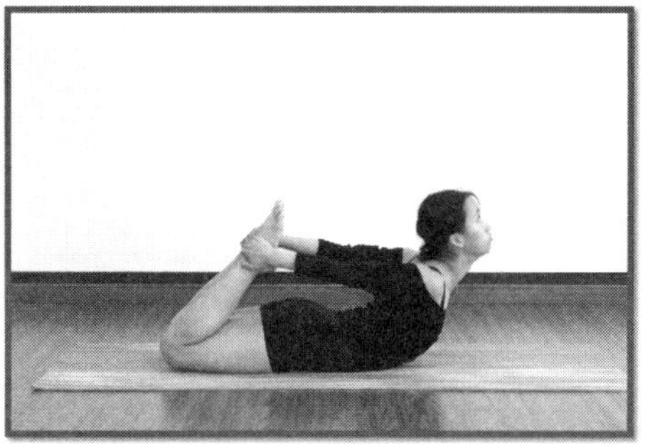
2.

1. 벨트를 발목에 걸어 양손으로 잡는다.
   벨트잡은 손을 고정하여 가슴을 바닥에서 들어 올린다.
2. 양 손은 발등을 잡고 뒷꿈치를 엉덩이로부터 들어 올린다.
   어깨를 뒤로 젖히며 가슴을 편다. 머리는 들어 위를 바라보고 유지한다.

Benefits

당뇨환자에게 좋은 자세, 위장장애 제거, 몸 전체의 군살 제거에 도움, 척추의 유연성 향상

Limitations

심한 고혈압 환자, 편두통, 불면증 환자는 제한하도록 한다.
심한 허리나 목의 손상을 입었을 경우에도 제한한다.

Salambhasana Salabha = 메뚜기

Locust Pose

메뚜기 자세

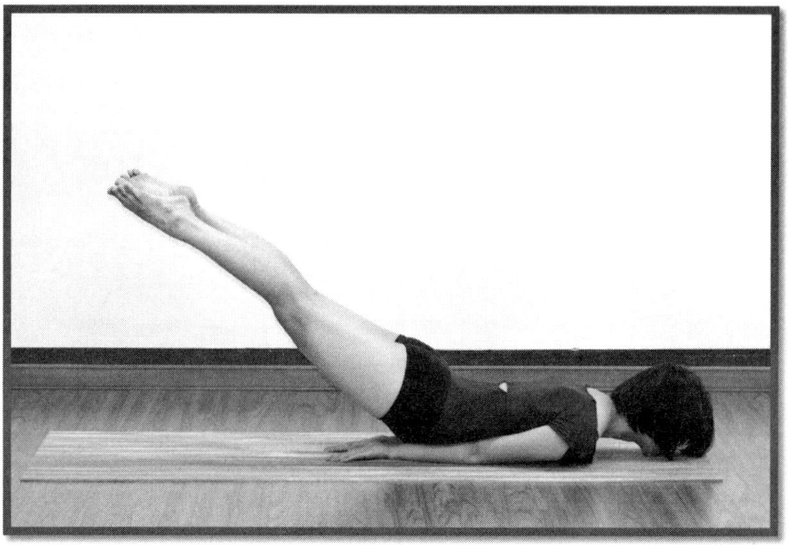

PRACTICE

1. 양 다리를 모으고 바닥에 엎드린다.
2. 손바닥이 바닥에 닿게 하여 양 팔은 몸통 밑 중앙으로 깊숙이 넣는다.
3. 숨을 마시면서 허리힘을 사용하여 하체를 최대한 들어 올린다.
4. 머리, 상체, 팔은 고정시킨 채 자연호흡을 하며 유지하도록 한다.

Note

- 무릎이 구부러지지 않아야 하며 발끝을 모으도록 한다.

☺ 초보자를 위한 자세!!!

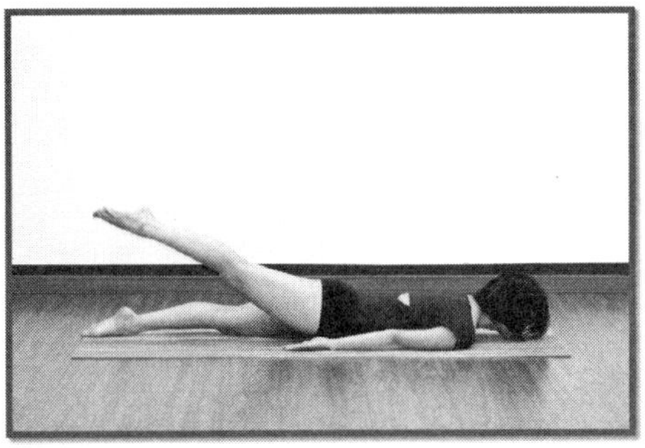
1.

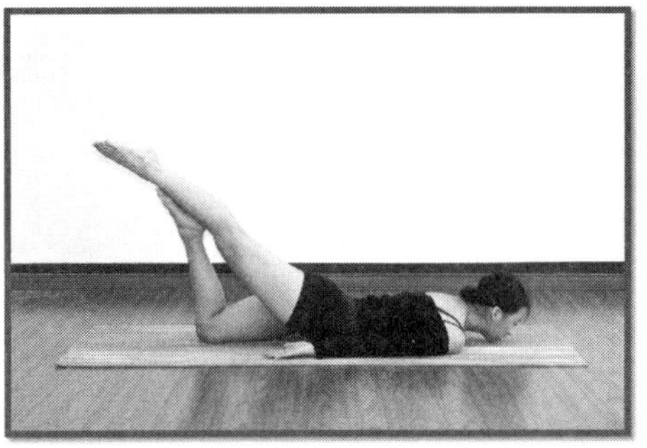
2.

1. 한 다리씩 들어 올리며 골반이 틀어지지 않도록 한다.
2. 한 다리는 무릎을 구부려 세우고 들어 올린 다리는 반대쪽 발바닥 위에 올려 놓는다. 체중이 기울어 지지 않도록 주의하며 들어 올린 다리의 엉덩이 근육과 허리근육에 힘을 준다.

Benefits

좌골신경통과 요통을 개선 및 예방, 신장 기능 향상, 엉덩이 근육 발달, 허벅지와 엉덩이 지방 제거

Limitations

심장질환자와 당뇨환자는 피해야 한다. 허리통증이 있을 경우 신중하게 실행한다.

Memo

Supine Postures

누워서 하는 아사나

Supported on the back surface of your body

누워서하는 아사나는 몸을 진정시키고 마음의 원기를 불어넣는 휴식자세를 포함하고 있다. 몸을 이완하고 관절을 강화시키도록 도와준다. 격렬한 아사나를 위해 필요한 에너지를 몸에 불어넣으며 등, 허리, 팔, 다리를 강화시켜주고 척추의 탄력과 일부의 동작은 휴식을 가져다준다.

몸의 순환의 흐름을 정상적으로 도와주며 기능을 정상화 시켜주는데 도움을 준다.

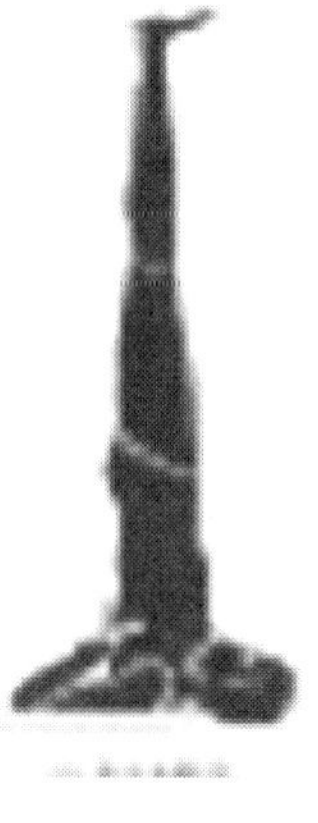

Setu Bandhasana Setu = 댐, 다리 Bandha = 잠금

Bridge Pose

골반 들어올리기 자세 / 다리 자세

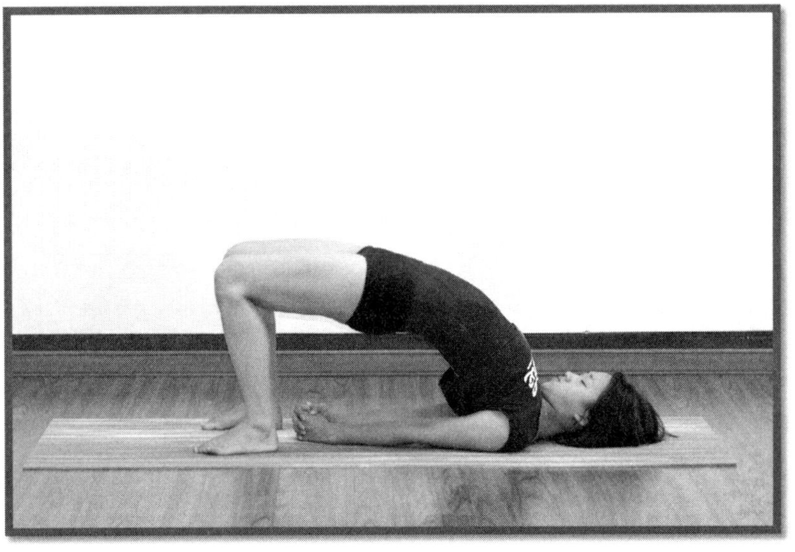

PRACTICE

1. 무릎을 세우고 바닥에 눕는다. 뒷꿈치는 엉덩이에 가깝게 하여 어깨너비로 벌리고 양손은 발목을 잡는다.
2. 발바닥이 바닥에서 뜨지 않게 고정하며 턱을 살짝 가슴 쪽으로 당긴다.
3. 숨을 마시면서 엉덩이를 천천히 들어 올리고 내쉬면서 한번 더 골반을 최대한 위로 올리며 유지 한다.

Note

- 발바닥이 지면에서 떨어지지 않도록 하며 골반과 허벅지, 무릎의 방향을 일치시켜 유지하도록 한다.

– 척추 마디마디를 늘리고 꼬리뼈는 무릎을 향해 길게 늘려준다.

☺ 초보자를 위한 자세!!!

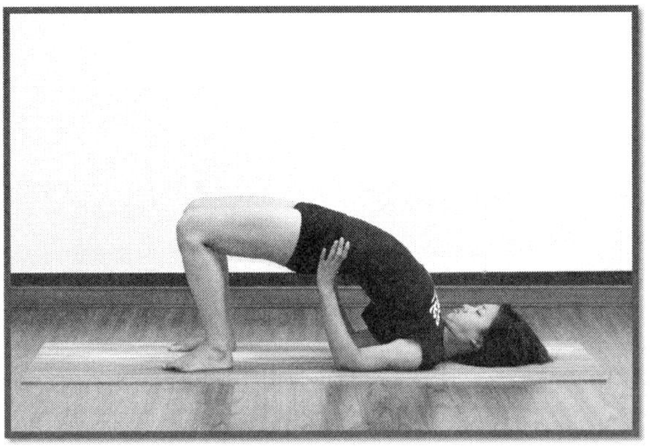

- 허리 근육이 약한 사람은 엉덩이를 들어 올린 다음 **팔꿈치를 바닥에 대고 양 손은 허리에 받친다.**
- **발바닥은 떨어지지 않도록** 하며 **허벅지 안쪽 근육을 조여주어** 무릎이 벌어지지 않도록 한다.

Benefits

허리·허벅지 강화, 골반의 힘을 길러주며 교감신경계의 자극을 주어 우울증 감소

Limitations

척추에 문제가 있거나 허리의 통증이 느껴지면 자세를 낮추거나 손을 허리에 받치고 유지한다.

디스크나 목에 문제가 있다면 자세를 제한하도록 한다.

Urdhva Dhanurasana Urdhva = 위로, Dhanura = 활

Upward Bow Pose

위로 향한 활 자세

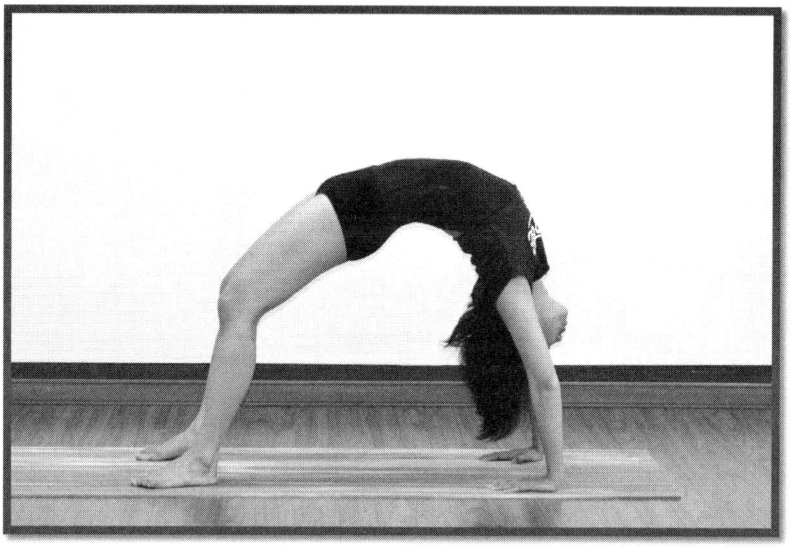

PRACTICE

1. 바닥에 무릎을 세우고 눕는다.
2. 발의 간격을 골반너비로 벌려주며 양손은 귀와 어깨 사이 손가락이 어깨쪽을 향하게 바닥을 짚는다.
3. 숨을 마시면서 엉덩이와 가슴을 들어 올려 정수리를 바닥에 댄다.
4. 숨을 내쉬면서 손바닥을 바닥을 밀며 팔을 쭉 뻗는다.
5. 발바닥과 골반이 밖으로 벌어지지 않도록 유지한다.

Note

- 내려올 때는 반드시 머리부터 바닥에 닿게 해야 한다.
- 무릎과 팔꿈치 간격을 유지한다.

☺ 초보자를 위한 자세!!!

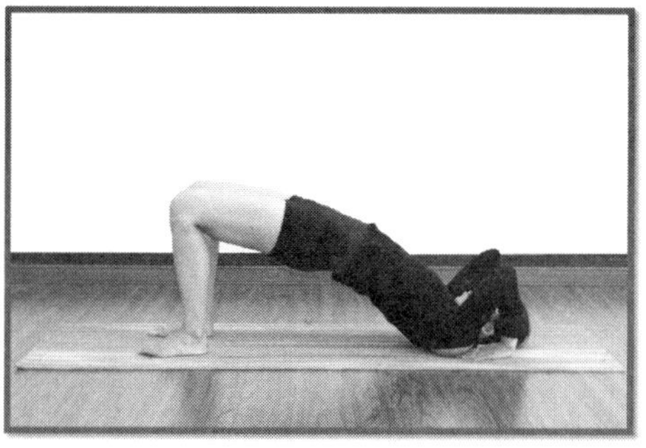
1.

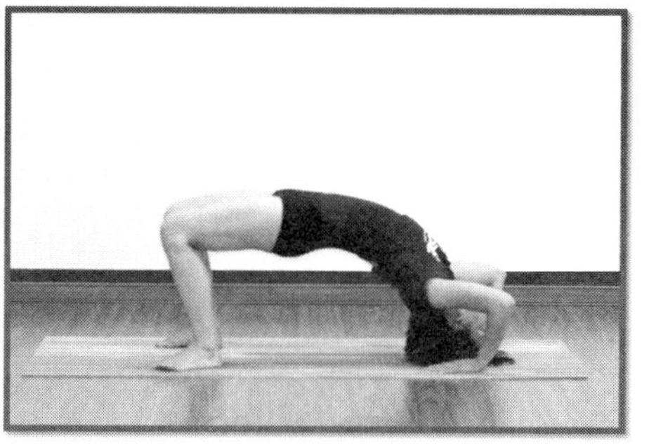
2.

1. 양 손을 귀 옆 바닥에 대고 엉덩이부터 몸통 전체를 들어올린다.
   팔꿈치가 벌어지지 않도록 하며 가슴을 들어 턱 쪽으로 밀어준다.
2. 몸통과 머리를 들어 정수리는 양 손바닥 사이 바닥에 댄다.
   팔꿈치와 무릎이 벌어지지 않도록 하며 가슴을 앞으로 밀어준다.

Benefits

허리의 유연성 증가, 몸 전체의 자극과 신경 촉진, 팔, 어깨, 다리의 근력 강화

Limitations

척추나 다른 질병이 없는 사람만이 자유롭게 행할 수 있다.

Jathara Parivrtti jathara = 복부

Belly Twist Pse

누운 허리 비틀기 자세

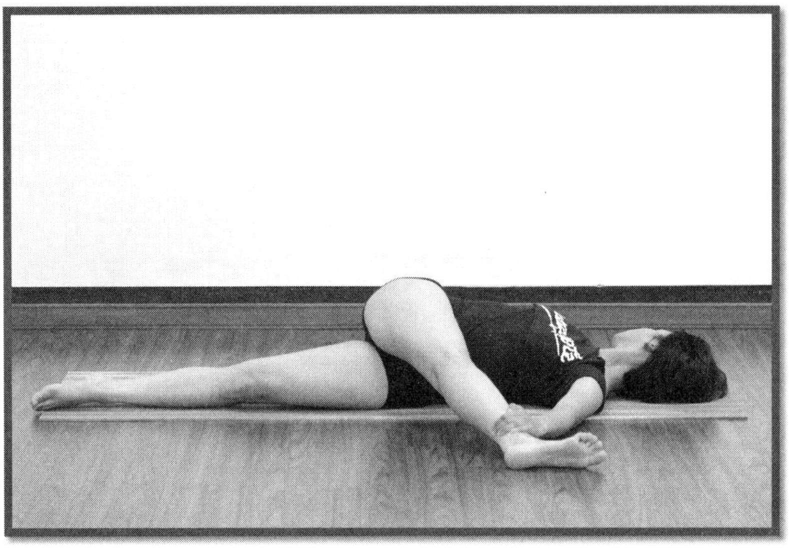

PRACTICE

1. 반듯하게 바닥에 눕는다
2. 양팔을 어깨 옆으로 쭉 뻗어 손바닥을 바닥에 닿게 한 후 오른다리를 바닥에서 직각으로 들어올린다.
3. 숨을 내쉬면서 올린 오른다리는 서서히 왼쪽 손끝가까이 기울려 몸통 전체를 비튼다.
4. 시선은 오른쪽으로 돌려 오른 손 끝을 바라보며 몸 통 전체를 느끼며 호흡한다.
5. 다른 쪽도 같은 방법으로 실행한다.

Note

- 기울인 다리의 무릎을 쭉 펴도록 한다.
- 다리를 올려 기울인 쪽의 어깨가 바닥에 뜨지 않도록 한다.

☺ 초보자를 위한 자세!!!

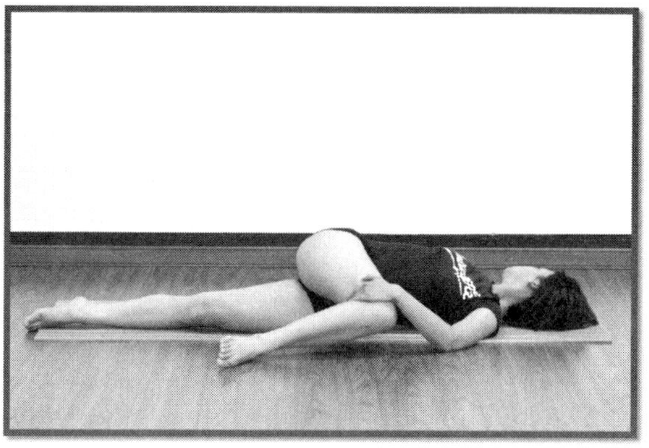

- 오른 다리 무릎을 구부린 후 왼손을 무릎에 대고 반대쪽 바닥으로 기울인다.
- 머리는 무릎이 기울인 쪽의 반대 방향으로 돌린 후 한다. 어깨가 바닥에 떨어지지 않도록 한다.

Benefits

척추의 유연성 증가, 척추의 혈액공급, 복부 기능 자극, 소화 증진, 다리 스트레칭

Limitations

심한 허리 통증이 있는 사람이나 요추 디스크 환자는 피하도록 한다.

Halasana Hala = 쟁기

Plow Pose

쟁기 자세

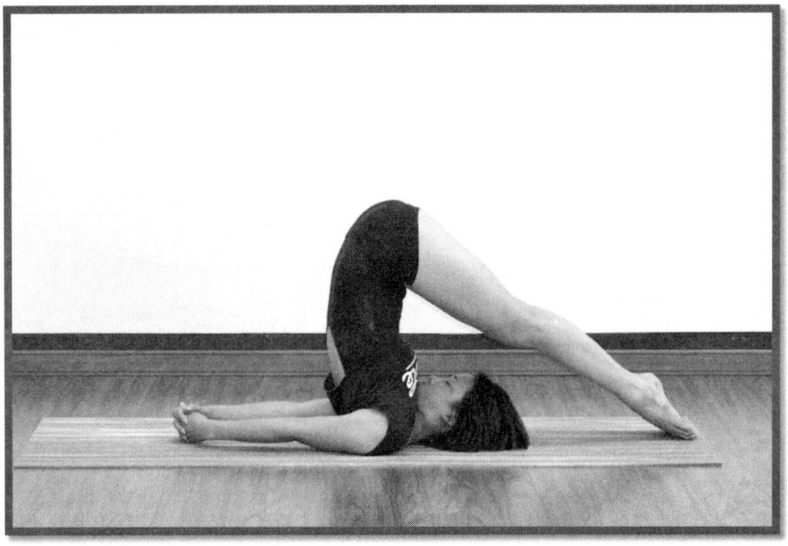

PRACTICE

1. 바닥에 바르게 누워 발목을 당기고 양손은 허벅지 옆에 둔다.
2. 숨을 마시면서 양 다리를 90도로 들어 올리며 숨을 내쉬면서 양 다리를 머리 뒤로 넘겨준다.
3. 양손은 바닥을 향해 눌러주며 발목을 펴서 발등을 바닥에 내려놓는다.
4. 척추를 바르게 세워 유지하도록 하며 양손이 바닥에 닿지 않거나 발이 바닥에 닿지 않을 경우 양손을 허리에 받치도록 한다.

Note

- 양 다리의 들고 내림은 오로지 복근 힘으로만 할 수 있도록 한다.

- 척추를 바르게 세우며 다리를 넘기도록 한다.
- 목의 통증이 느껴질 경우 담요를 사용할 수 있다.

☺ 초보자를 위한 자세!!!

1. 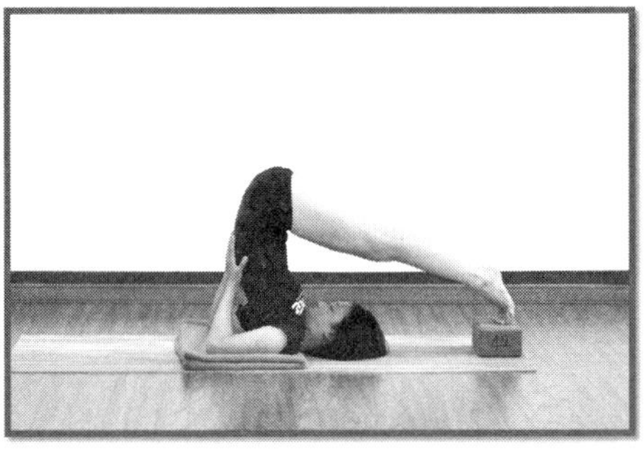 2. 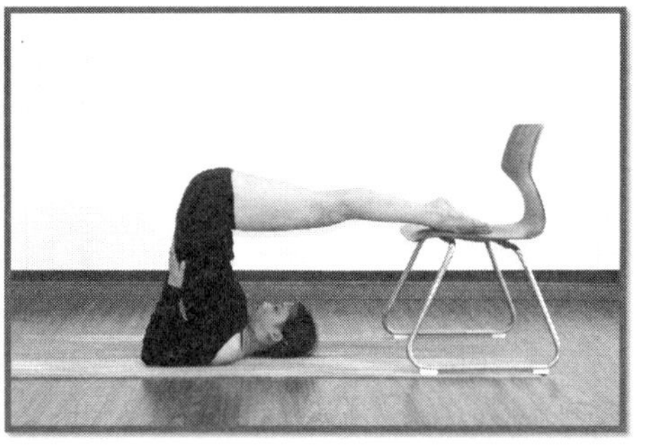

1. 체중이 지탱하게 되는 목과 어깨 밑에 담요를 대고 양발을 머리 뒤로 넘긴다. 머리 뒤에 블록을 두고 두 발을 그 위에 올려 놓으며 무릎을 펴도록 노력 한다.
2. 양 발을 머리 뒤로 넘겨 의자 위에 올려놓는다.
   양 손은 허리에 대고 머리 쪽으로 몸통을 천천히 밀어준다.

Benefits

척추신경·근육·관절의 자극과 유연성 향상, 목 부위의 혈액순환 증가, 갑상선 기능 향상, 척추의 유연성 향상

Limitations

척추관련 문제나 고혈압, 심장에 문제가 있는 사람은 피하는 것이 좋으며 설사, 생리 중, 목의 손상이 있을 경우 제한하도록 한다.

Salamba Sarvangasana

Salamba = 받친, Sarvanga = 몸의 모든 부분

Supported Shouldertand

어깨로 서기 자세

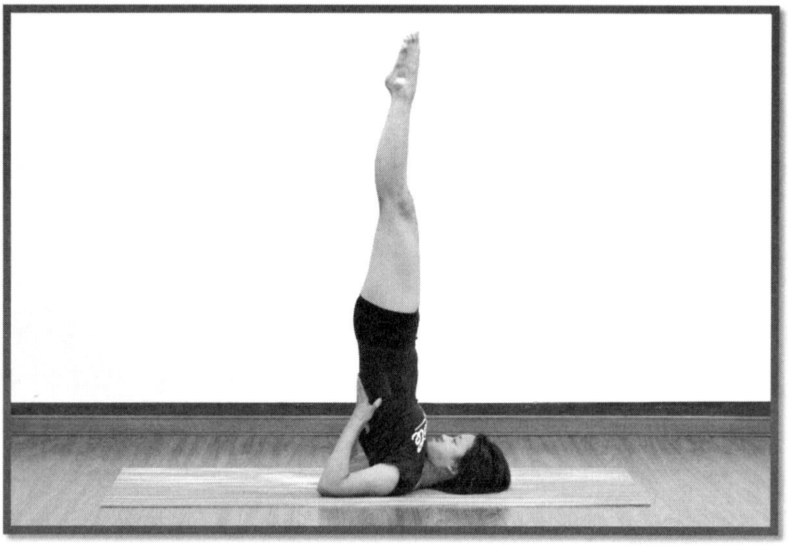

PRACTICE

1. 등을 대고 바닥에 누워 다리는 쭉 뻗고 양 손은 허벅지 옆 바닥에 둔다.
2. 두 다리를 천천히 들어 올려 머리 뒤로 넘겨 양손은 허리를 받친다.
3. 숨을 마시면서 양 다리를 서서히 천정을 향해 위로 들어올린다.
4. 숨을 내쉬면서 양 다리를 모으고 발끝을 최대한 위로 뻗어 올린다.

Note

- 팔꿈치의 간격이 벌어지지 않도록 한다.
- 괄약근과 허벅지 간격을 조인다.

- 턱과 쇄골이 맞닿도록 한다.

☺ 초보자를 위한 자세!!!

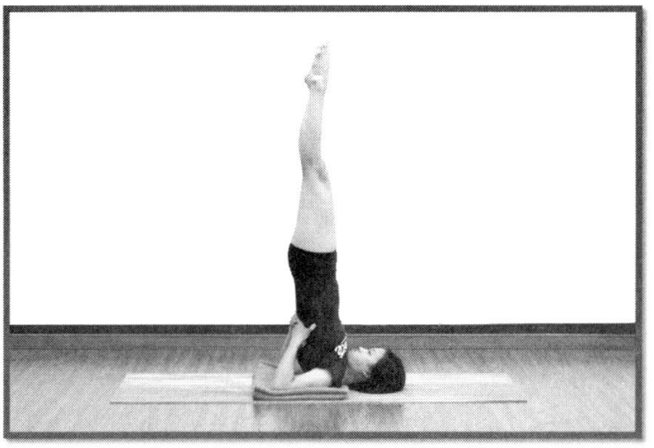

- 목과 어깨 밑에 담요를 받친다.
- 양 손은 허리를 안정감 있게 받쳐 주어 몸통을 턱 부위에 다가 오도록 노력한다.

Benefits

갑상선을 건강하게 자극, 골반기관에 영향, 하지정맥류 개선, 종양, 탈장, 생리불순을 향상

Limitations

경추 협착증, 허리통증, 설사, 심한 고혈압 환자는 피하는 것이 좋다. 생리중일 때는 제한한다.

Matsyasana Matsya = 물고기

Fish Pose

물고기 자세

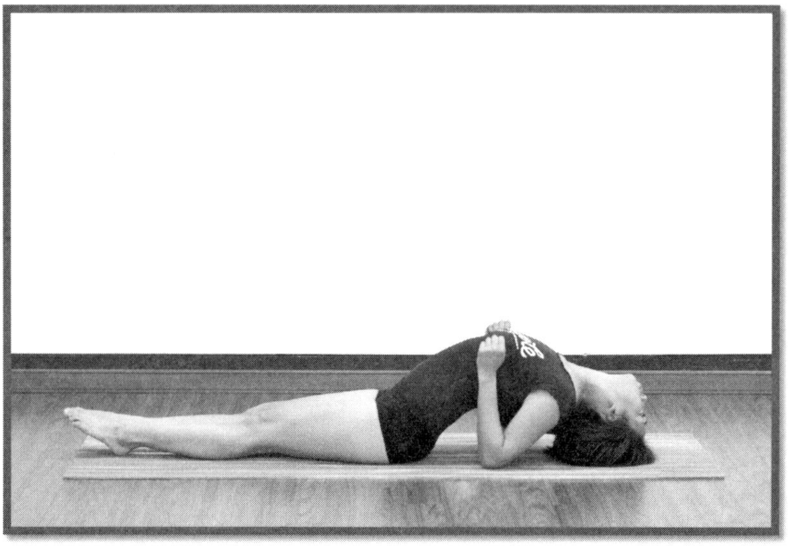

PRACTICE

1. 바르게 누운 상태에서 양 다리는 반대쪽 허벅지 위에 올려놓는다.
2. 양손은 발을 잡고 숨을 마시면서 가슴을 최대한 들어 올려 정수리를 바닥에 댄다.
3. 흉곽을 최대한 열어주며 목을 충분히 늘려주어 호흡을 유지하도록 한다.

Note

- 양 손이 발을 잡을 때 팔꿈치는 바닥에 닿아 있어야 한다.
- 머리에 체중이 실리지 않도록 주의하며 흉추 주변근육의 힘으로 가슴을 최대한 열어준다.

☺ 초보자를 위한 자세!!!

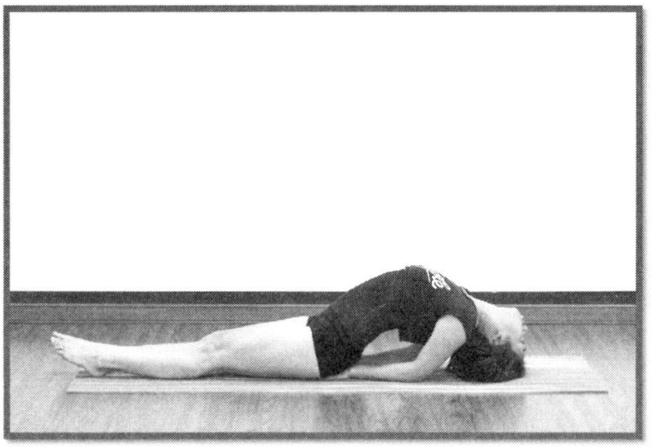

- 양 손은 엉덩이 밑에 댄다. 손바닥은 바닥을 향하며 팔꿈치를 최대한 모아준다.
- 팔꿈치로 바닥을 밀어 몸통을 힘껏 들고 가슴을 최대한 열어 준다.
- 머리에 무게를 싣지 않도록 주의하며 가슴을 열고 코로 깊게 호흡한다.

Benefits

어깨로 서기 자세를 보완해 준다. 당뇨, 천식, 호흡기 질환을 개선

Limitations

최근 복부나 심장 수술을 한 사람, 경추 협착증을 가진 자는 3개월 정도 피해야 한다.

Sirsasana Sirsa = 머리

Supported Headstand

머리로 서기 자세

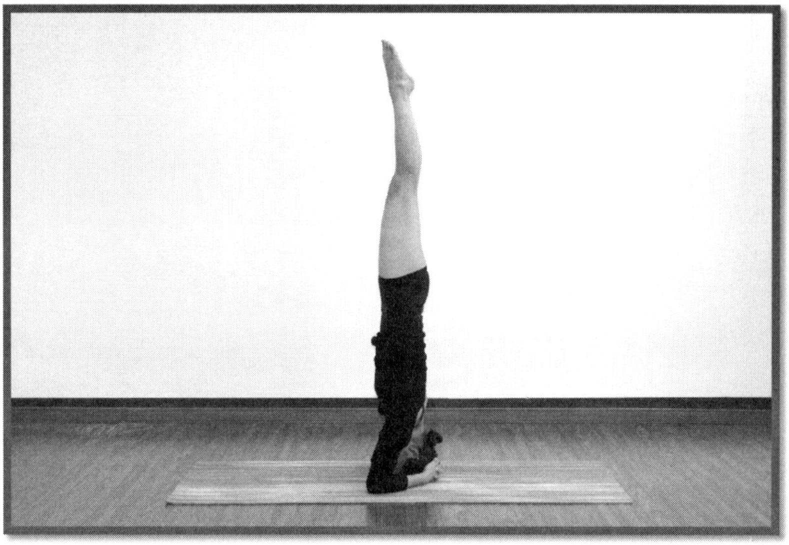

PRACTICE

1. 무릎을 꿇고 앉아 상체를 숙여 배와 허벅지가 닿도록 하여 양 팔꿈치를 맞잡고 바닥에 댄다.
2. 팔꿈치 위치를 고정하고 양손을 깍지를 끼워 삼각형 모양을 이루도록 한다.
3. 엉덩이를 들어 머리 뒷부분은 두 손안에 넣고 정수리를 바닥에 댄다.
4. 무릎을 펴고 머리 쪽으로 최대한 걸어온다. 이때 목이 꺾이지 않아야 하며 척추가 일직선이 되도록 한다.
5. 무릎을 굽혀 가슴 쪽으로 당기면서 발을 바닥에서 뗀다.
6. 복부의 긴장을 주어 천천히 양 다리를 천정을 향해 뻗어 올린다.

Note

- 내려올때는 무릎을 먼저 접고 천천히 내려온다.
- 바로 머리를 들지 않으며 아기자세를 취하고 난 후 일어난다.

☺ 초보자를 위한 자세!!!

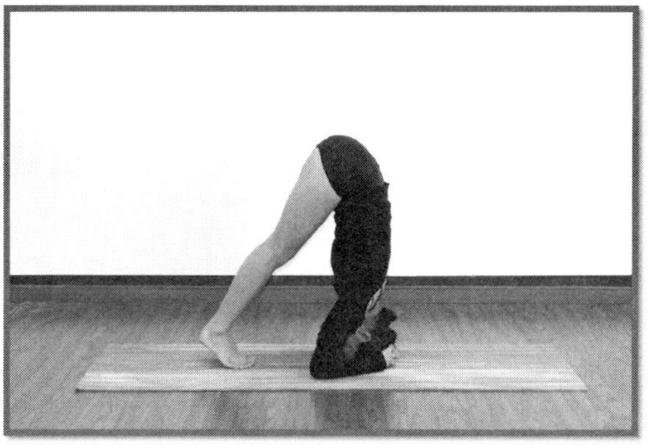

- 머리를 바닥에 댄 후 무릎을 떼로 머리 쪽으로 걸어오는 연습을 한다.
- 척추와 어깨가 일직선이 될 때 까지 걷는 연습을 한다.
- 복부에 힘을 주며 팔꿈치와 어깨의 힘을 안정감 있게 받친다.

Benefits

뇌 전체의 신경조직의 순환개선으로 인해 활력을 준다. 기억력 증가, 갑상선 기능 회복, 탈장에 도움이 된다. 생식기능 약한 사람 치유, 집중력 향상

Limitations

심한 고혈압 환자나 심장질환이 있는 사람, 귀의 모세혈관이 약한 사람, 생리 중, 목의 손상이 있을 시 피하는 것이 좋다.

Savasana sava = 시체, 송장

Corpse Pose
송장 자세

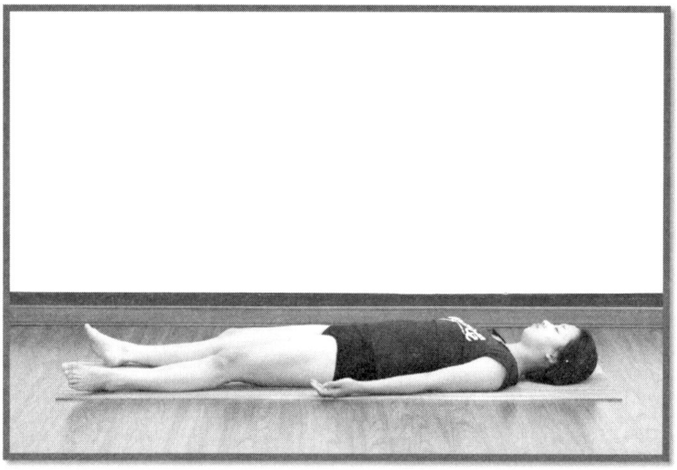

PRACTICE

1. 편안한 상태로 바닥에 눕는다.
2. 양 팔은 쭉 뻗어 허벅지 옆에 두고 손등을 바닥에 닿도록 한다.
3. 다리는 골반 너비로 벌려 긴장을 풀고 바깥쪽으로 벌려준다.
4. 턱은 가슴 쪽으로 당기며 몸 전체의 긴장을 풀고 눈을 살며시 감으며 몸과 마음의 안정과 이완을 돕는다.

Note

- 허리가 불편할 경우 담요를 사용할 수 있다.
- 심신의 평온과 안정을 위해 이완할 수 있는 방법을 습득해야 한다.

Benefits

뇌파·혈압의 정상화, 온몸의 순환 촉진, 심신의 이완과 안정, 에너지 충전

이완 · 휴식 자세

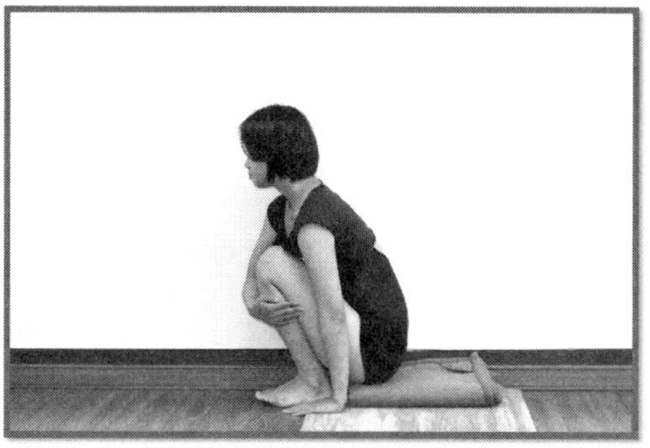

몸통을 옆으로 틀어 엉덩이를 벽에 바짝 붙이고 앉는다.

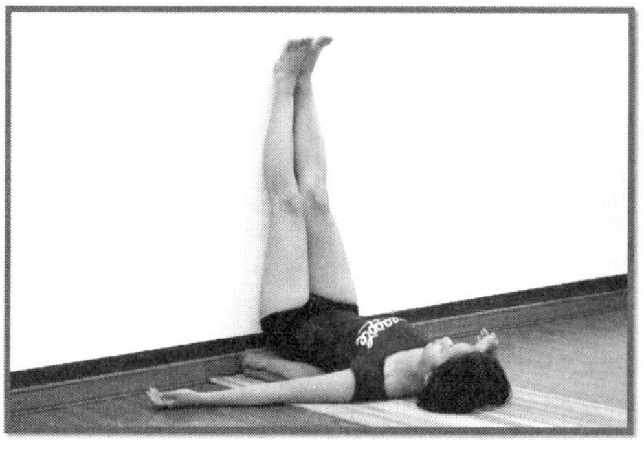

엉덩이가 벽에서 떨어지지 않도록 조심스럽게 바닥에 눕는다.

- 엉덩이를 최대한 벽에 붙이고 양팔을 벌려 온 몸에 힘을 빼고 이완한다.
- 다리를 모아 발바닥에 의식을 모으고 긴장을 풀고 호흡을 고른다.

Benefits

몸통의 이완, 스트레스 경감, 두통·피로·불면증 경감, 저혈압 개선

Surya Namaskara

The Sun Salutation

태양 예배 자세

태양예배자세는 아사나를 하기 위한 준비자세로 몸 전체를 부드럽게 마사지를 하는 효과가 있다.
12가지 동작으로 연속적으로 이뤄진다.
호흡과 함께 부드럽게 반복함으로써 척추를 바로 세워주고 관절과 인대에 탄력을 주며 허리를 유연하게 만들어 준다.

1. Pranamasana
   Prayer Pose
   기도 자세

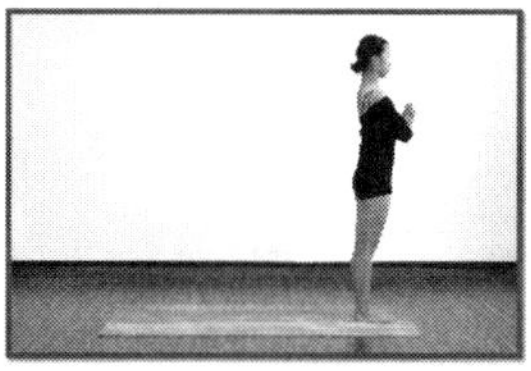

2. Hasata-Uttanasana
   Raised Hands Pose
   반달 자세

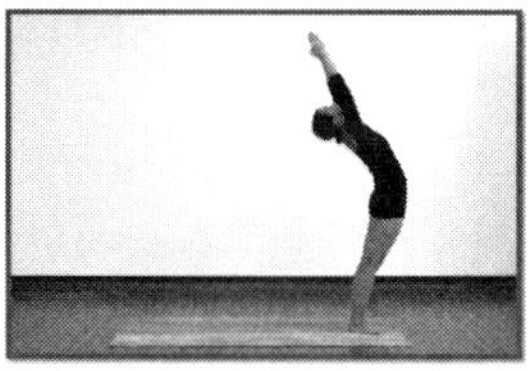

3. Uttanasana
   Standing Forward Bend Pose
   상체숙이기 자세

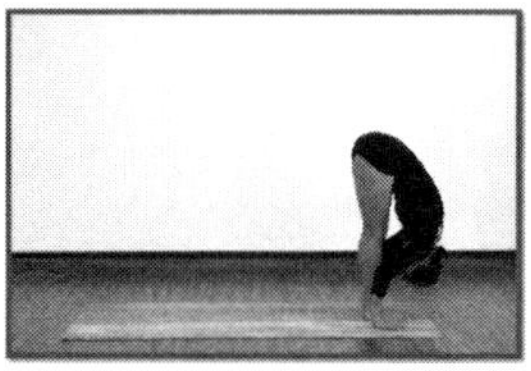

4. Ashava - Sanchalanasana
   Equestrain Pose (left)
   기마 자세 (왼쪽)

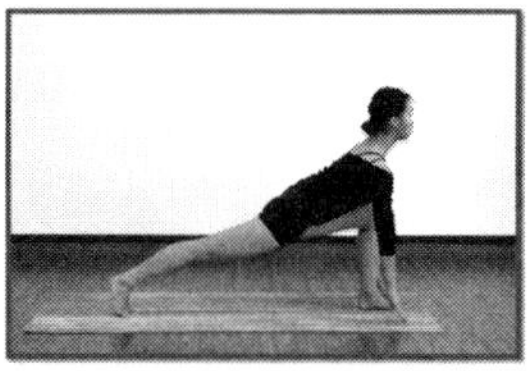

5. Chaturanaga Dandasana

Plank Pose

널빤지 자세

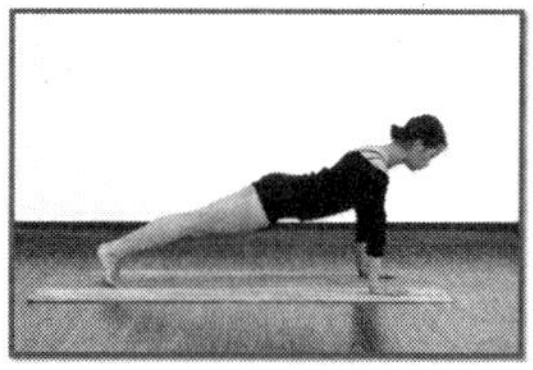

6. Ashtanga Namaskara

Eight-Point Bow Pose

악어 자세

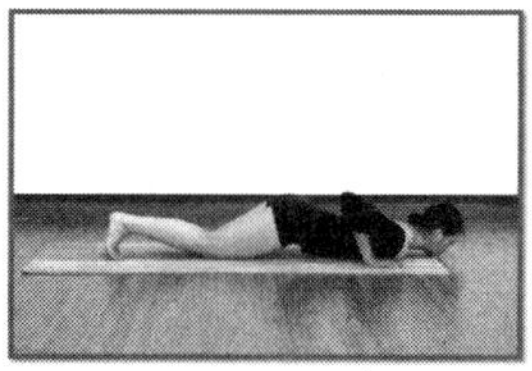

7. Bhujangasana

Cobra Pose

코브라 자세

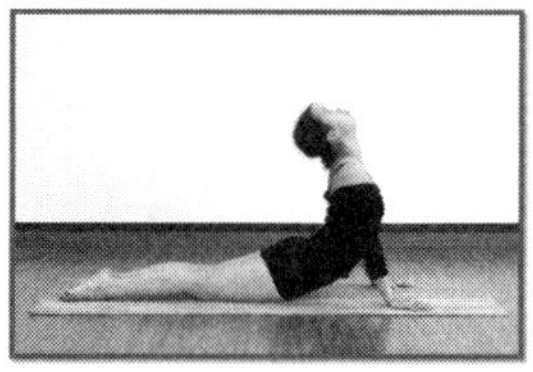

8. Adho Mukha Svanasana

Downward-Facing Dog Pose

아래로 향한 강아지 자세

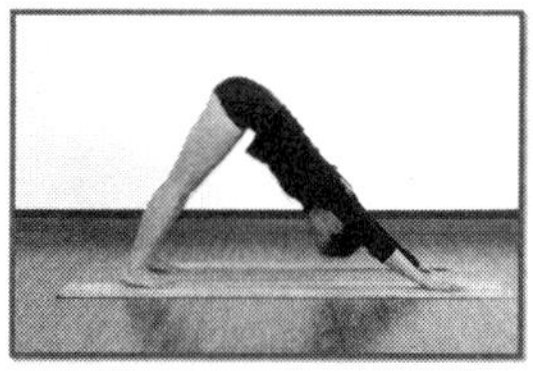

9. Ashva - Sanchalanasana

Equestrain Pose (right)

기마 자세 (오른쪽)

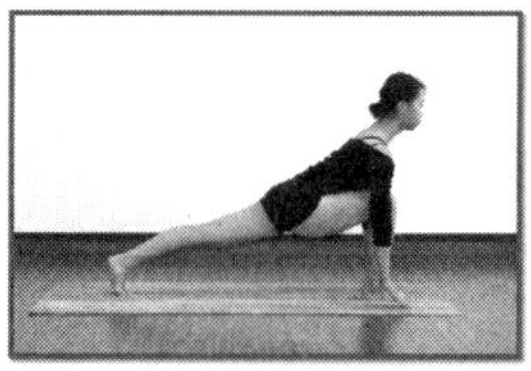

10. Uttanasana

Standing Forward Bend Pose

상체숙이기 자세

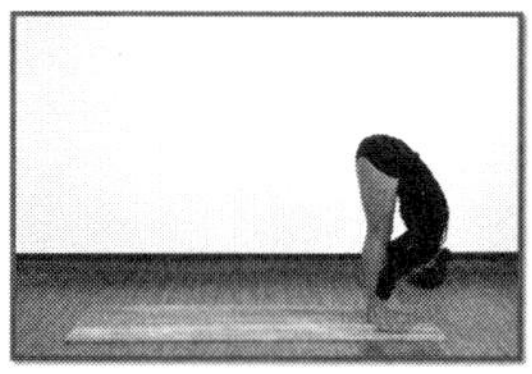

11. Hasta-Uttanasana

Raised Hands Pose

반달 자세

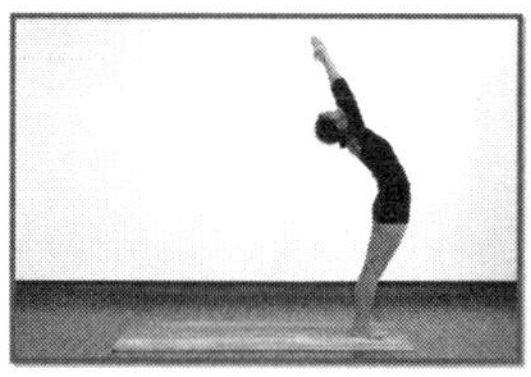

12. Pranamasana

Prayer pose

기도 자세

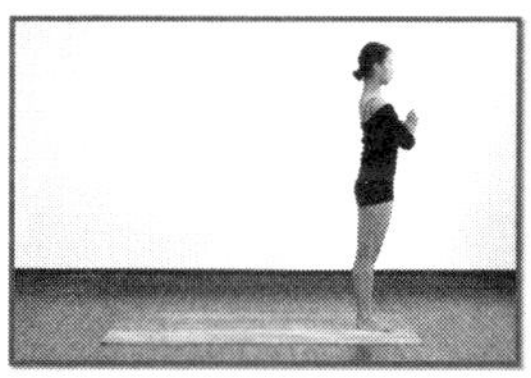

부록 1 - 의자를 이용한 생활 요가

◩ 목을 위한 동작

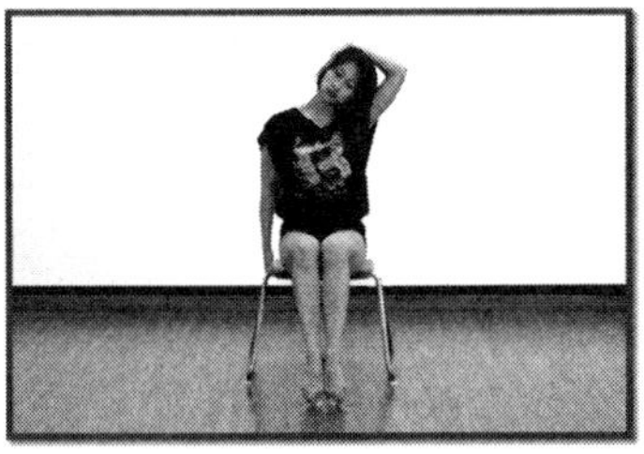

- 허리를 바르게 세우고 앉는다.
- **한쪽 손은 의자 밑 부분을 잡아 어깨가 올라가지 않도록** 고정하고 반대쪽으로 머리를 기울인다.

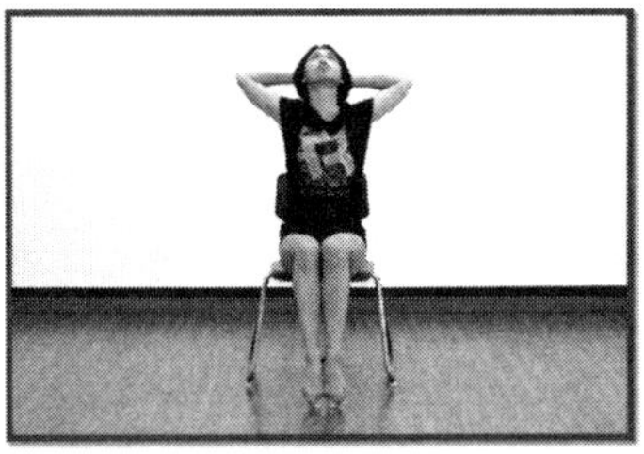

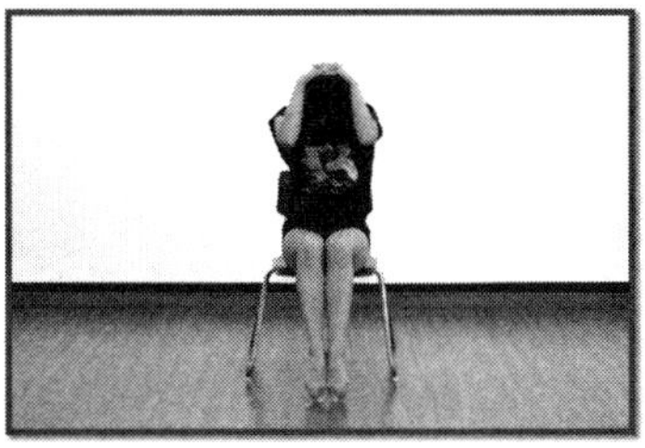

- 양손은 깍지를 끼고 머리 뒤에 댄다
- 숨을 마시면서 머리를 뒤로 젖힌다. 이때 **가슴을 활짝 펴고 팔꿈치를 뒤로 밀어준다.**
- 머리를 숙일 때는 **허리가 굽어지지 않도록 한다.**

◩ 가슴과 어깨를 위한 동작

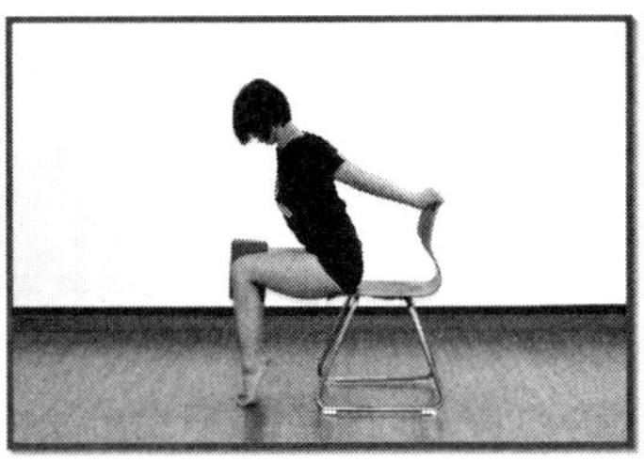

- 무릎을 모으고 의자 끝에 앉아 양손은 뒤로 뻗어 의자 등받이를 잡는다.
- 팔 간격은 모으고 **견갑골을 안쪽으로 조이며 가슴을 앞으로 내밀다.**

◪ 허리를 위한 동작

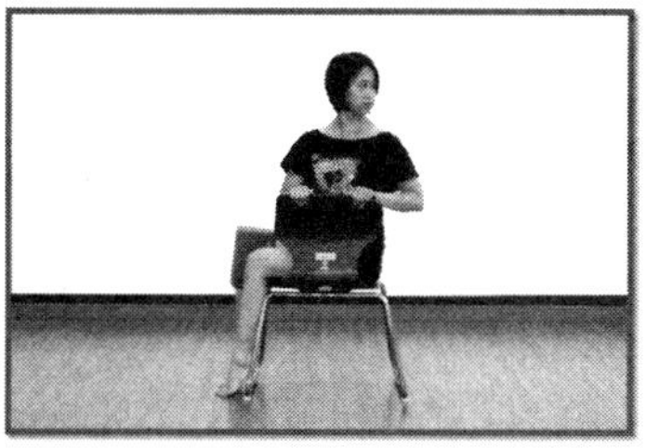

- 무릎사이에 블록을 끼우고 의자 옆으로 앉는다.
- 양손은 의자 등받이를 잡고 숨을 내쉬면서 **무릎을 모으면서 등받이 쪽으로 상체를** 틀어준다.

◪ 엉덩이 / 골반을 위한 동작

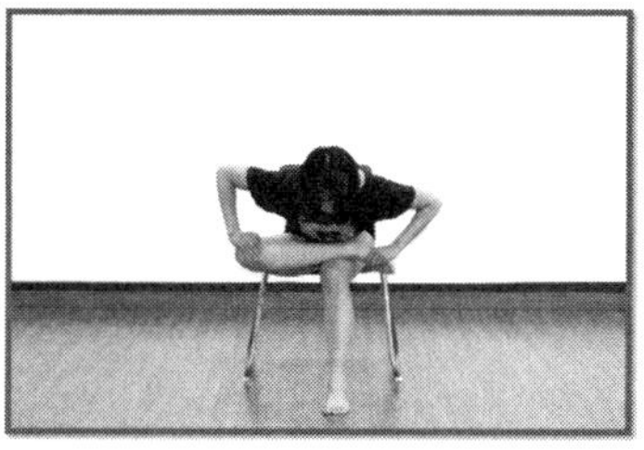

- 한발을 반대쪽 무릎위에 올려놓는다.
- 양손은 발과 무릎을 잡고 상체를 천천히 숙인다.
- 올린 다리의 **무릎을 바닥 쪽으로** 내린다.

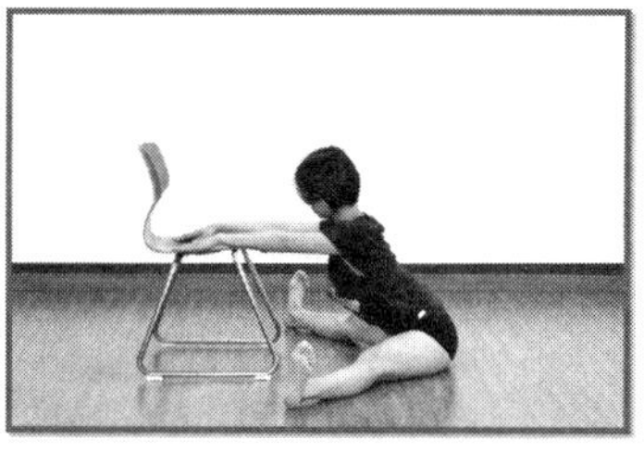

- 다리를 벌리고 앉아 상체를 앞으로 기울여 양손은 위자 위에 올려 놓는다.
- 발끝을 당기고 **척추가 굽어지지 않도록** 하며 **어깨와 골반 주변에 긴장을 뺀다.**

◪ 몸 전체를 위한 동작

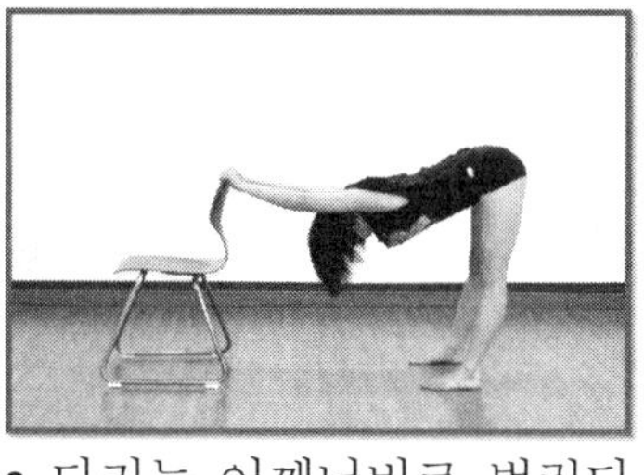

- 다리는 어깨너비로 벌린다.
- 무릎을 펴고 **엉덩이를 뒤로 밀어주면서 허리를 숙인다.**

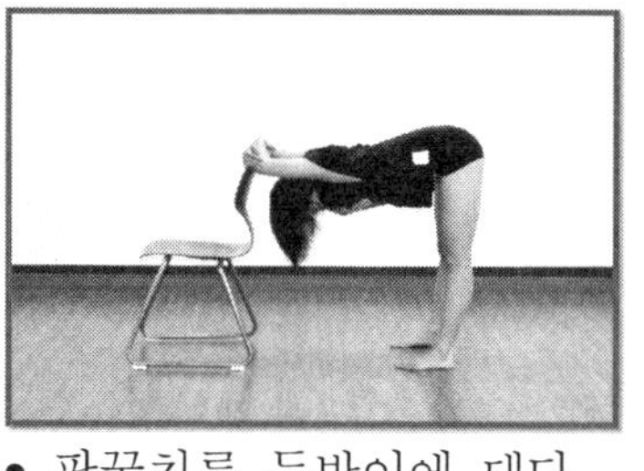

- 팔꿈치를 등받이에 댄다.
- 견갑골을 모아 어깨주변에 힘을 뺀다.

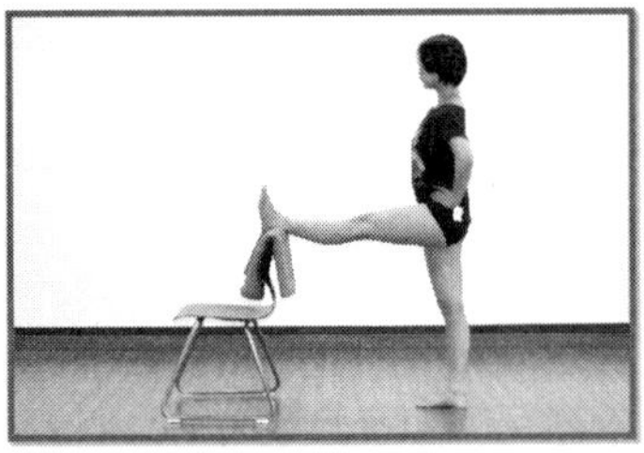

- 한발을 등받이에 올려놓는다.
- 양발의 무릎을 펴고 척추를 세우고 정면을 본다.
- **무릎이 구부러지거나 엉덩이가 뒤로 빠지지 않도록** 한다.

부록 2 – 찾아보기

References

1. B.K.S Iyengar (1997) Light on Yoga (Yoga Dipika), 선요가
2. Leslie Kaminoff (2007) Yoga Anatomy, Humman Kinetics
3. Stephanie Pappas (2006) Yoga posture adjustments and assistins, Trafford
4. Raymond A. Long MD FRCSC (2005) The Key Muscles of Hatha Yoga
5. David Swenson (1999) Ashtanga yoga (The Practice Manual), Hardcover
5. 시바난다 요가센터 (2006) 요가, 하남 출판사
6. Swanmi vivekananda (1999) Yoga instructor's course self instruction material
7. 체육과학연구원 (2000) 1급 생활체육지도자연구 교재
8. 정진우 (2006) 근골격 해부학, 대학서림
9. Silva, Mira, Shyam mehta, B.K.S Iyengar (2004) 아헹가 행법 요가, 선요가
10. Jayeswari, Tina (2007) Vinyasa yoga, 웅진 리빙하우스
11. B.K.S Iyengar (2006) 아헹가 요가, 선 요가
12. 송방호 (2003) 내몸을 살리는 요가30분, 넥서스BOOKS
13 이형록 (2004) 요가 지도자와 수행자를 위한 아슈땅가요가, 춘해대학 출판부
13. 시바난다 요가센터 (2004) 라자요가 명상, 하남출판사
14. 배해수 (2007) 인도 전통 요가의 맥 (중급),지혜의 나무
15. www.google.com 이미지 참조

요가의 이해

2011. 02. 10. 발행
2013. 02. 20. 재판

공　　저 **송영주, 배진아**
336-708 충청남도 아산시 탕정면 선문로221번길 70
전화 : 041) 530-2239

발 행 인 **황 선 조**
발 행 처 **선문대학교 출판부**
336-708 충청남도 아산시 탕정면 선문로221번길 70
전화 : 041) 530-2827 팩스 : 041) 530-2979
인　　쇄 **우리시스템**
451-807 경기도 평택시 팽성읍 안정로95번길 2
전화 : 031) 651-3005 팩스 : 031) 657-3005
등록번호 **제9호**
등록일자 **1998년 09월 25일**

ISBN 978-89-8423-689-9　　값 12,000원